健康中国 科普丛书

U0236106

均衡的免疫力

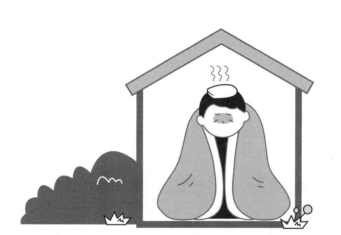

王兴旺 —————— 著

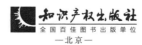

知识产权出版社

全国百佳图书出版单位

—北京—

图书在版编目（CIP）数据

均衡的免疫力/王兴旺著. —北京：知识产权出版社，2023.4
（健康中国科普丛书）
ISBN 978-7-5130-8114-6

Ⅰ.①均… Ⅱ.①王… Ⅲ.①免疫学-普及读物Ⅳ.①R392-49

中国版本图书馆 CIP 数据核字（2022）第 051919 号

内容提要

本书是一本关于免疫知识的科普读物，用通俗易懂的语言、轻松欢快的笔调为大众提供构筑自身均衡免疫力的方法和技巧。通过阅读本书，可知免疫力过强或过弱均会影响人体健康，免疫力失衡是百病之源，免疫力均衡才是硬道理，是通往健康的"终极密钥"。

本书适合大众阅读。

责任编辑：李　叶　　　　　　　责任印制：刘译文

健康中国科普丛书

均衡的免疫力

JUNHENG DE MIANYILI

王兴旺　著

出版发行：知识产权出版社有限责任公司	网　　址：http://www.ipph.cn
电　　话：010 - 82004826	http://www.laichushu.com
社　　址：北京市海淀区气象路 50 号院	邮　　编：100081
责编电话：010 - 82000860 转 8745	责编邮箱：laichushu@cnipr.com
发行电话：010 - 82000860 转 8101	发行传真：010 - 82000893
印　　刷：三河市国英印务有限公司	经　　销：新华书店、各大网上书店及相关专业书店
开　　本：720mm×1000mm　1/16	印　　张：13.25
版　　次：2023 年 4 月第 1 版	印　　次：2023 年 4 月第 1 次印刷
字　　数：170 千字	定　　价：60.00 元

ISBN 978-7-5130-8114-6

前 言

笔者对免疫产生兴趣始于 20 世纪 80 年代后期，当时正攻读硕士学位，师从抗炎免疫药理学界两位泰斗徐叔云教授和陈敏珠教授，研究课题是"白芍总苷免疫调节作用机制"，所研究的药物作为我国第一种抗炎免疫调节药获批上市。迄今为止，该药仍为临床上治疗类风湿关节炎等自身免疫病的常用药。

20 世纪 90 年代中后期，笔者在中国科学院上海分院攻读博士学位并做博士后研究，师从胥彬教授和谢弘教授，从事与免疫相关的抗癌创新药研究。从 21 世纪初开始，笔者主持或参与的一些创新药研发依然与炎症或免疫有关。其中，引起国际学术界浓厚兴趣的是发现甲胎蛋白（一种临床上诊断肝癌的生物标志物）除能直接促进肝癌进展外，还能通过抑制免疫系统间接促进肝癌进展。据此，笔者在国际上率先提出甲胎蛋白是肝癌化学预防的潜在靶点，并受到广泛关注。

其实，非医学专业人士对人体免疫系统的重要性毫不怀疑，但对免疫（力）的认知基本等同于疫苗接种（打预防针）。肆虐全球的新型冠状病毒肺炎（简称"新冠肺炎"，现已更名为"新型冠状病毒感染"）疫情让大家更关注免疫、更重视免疫力。但免疫系统到底如何工作？被称为人体第一生命力的免疫力到底是怎么回事？什么是均衡的免疫力？免疫力失衡与疾病发生、发展之间到底有什么关系？等等，大多数人对这些问题或是一知半解，或是知其然而不知所以然。

本书除介绍免疫基础知识外，着力从免疫力失衡引起的健康问题和健康问题的免疫干预两方面深入剖析均衡的免疫力与健康之间的关系，努力揭开免疫的奥秘。

我们知道，人体无论是处于亚健康状态还是疾病状态，免疫系统的不平衡均贯穿其中。免疫的奥秘就在于老祖宗的智慧——中庸之道、阴阳平衡。为此，本书还从饮食、睡眠、运动、压力和精神心理状态等方面告诉读者如何通过建立健康生活方式来构筑均衡的免疫力，让读者充分认识维持免疫系统平衡是防治各类疾病的根本。

其实，将免疫（力）这个谜一样的主题解释到让一般无医学背景的人都能理解，实非易事。笔者已尽最大努力把此种诺贝尔奖等级的免疫知识转化为浅显易懂的文字，不知效果如何，只能诚惶诚恐地期待着读者的评判。如果读者在仔细阅读后，发现自己对于免疫（力）的入门知识已有相当程度的了解，笔者将感到十分欣慰。书中疏漏与不足之处，敬请广大读者批评指正。

光阴似箭，不知不觉笔者已从事健康事业四十余年。新型冠状病毒来袭，呵护大家的免疫力平衡与身体健康成为笔者的心愿和责任，遂奋笔疾书一年有余，以为大众普及免疫（力）之道。免疫（力）知识不高冷，免疫（力）科普也能有温度！

特别感谢知识产权出版社的大力支持和辛勤工作。愿读者朋友们开心快乐地阅读本书，并祝大家永远保持自身免疫力的均衡、健康！

王兴旺

2023 年 1 月于广州科学城

目　录

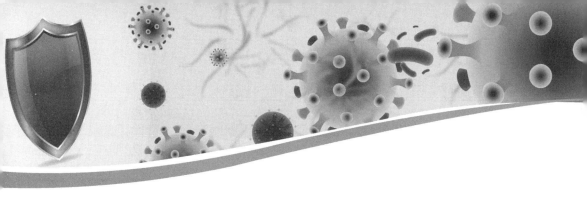

第一章　免疫是如何产生的

新型冠状病毒（简称"新冠病毒"）肺炎疫情的蔓延，使"免疫"和"免疫力"比以往任何时候都吸引人们的眼球。那么，什么是免疫？什么是免疫力？

最初，医学家借用拉丁语 immunis 表示免疫（immunyty），原意是免除赋税和徭役，后转意为免除瘟疫。瘟疫，也就是传染病。所以，免疫的早期概念就是在瘟疫流行时患过某种传染病而痊愈的人对这种疾病具有的抵抗力，这种抵抗力能保护他们不会被再次感染，这也叫抗感染免疫。

20 世纪以来，一些与抗感染无关的免疫现象被逐步揭示，人们对免疫有了新的理解，即免疫不仅局限于抗感染，也可由其他物质引起；免疫对机体既有有利的一面，也有有害的一面。因此，免疫的现代概念是泛指机体识别异己和清除异己的一种功能。所谓异己，包括外来微生物（如病毒、细菌、真菌），寄生虫和花粉等，以及自身产生的癌细胞等。这些免疫系统可以识别并能刺激免疫反应的物质在医学上统称为抗原。

所谓免疫力，是指机体抵御异己、维持体内环境稳定的能力。打个比方，机体就好比一个"国家"，免疫力就是这个"国家的军队和治安力量"。它对外抵御细菌和病毒等的入侵，对内清除变异的细胞等，以维护体内环境的稳定，保证机体处于健康状态。

换句话说，免疫就像我们自身的"生命卫队"，能自动识别和消灭来自体内外的抗原异物，忠诚地呵护我们的身体健康。当人体免疫系统运作正常的时候，免疫是一个强大的防线，能有效抵御各种疾病，正所谓"正气存内，邪不可干"。所以，我们人人体内都住着一位"神医"，我们人人体内都有一位"药神"。

免疫学的诞生基于科学家们观察到免疫有记忆性，接种疫苗就能激活免疫系统而有效对抗传染病，如同为了阻止新冠病毒疫情蔓延而接种新型冠状病毒疫苗（简称"新冠疫苗"）一样。可以毫不夸张地说，免疫是人类关于健康的伟大发现。

那么，免疫到底是如何产生的？什么是均衡的免疫力？让我们一一揭开免疫系统神秘的面纱吧！

第一节　　人体免疫系统组成

免疫系统是人体自身的防御体系，有许多组成部分，它们分工合作，组织严密，具有非常强大的威力，是我们机体忠诚的"自卫队"。该系统从纵向上来看，拥有内在的指挥体系，即免疫系统→免疫器官组织→免疫细胞→免疫分子等，层次分明，指令清晰；从横向上来看，它们互相配合，协同作战，从而构成一个立体和全方位保卫"人体王国"的"免疫军事治安力量"。它们在人体内所担负的使命让免疫充满了神秘感。

（一）免疫器官组织

免疫器官组织是实现免疫功能的场所。根据分化的早晚和功能的不同，可分为两级：中枢免疫器官组织和外周免疫器官组织。

1. 骨髓

骨髓位于骨松质腔腺和长骨骨髓腔内，由造血组织和血窦构成。骨髓产生全部类型的血细胞和免疫细胞，包括发育成 T 淋巴细胞（简称"T 细胞"）的细胞（即 T 细胞前体），其定向分化情况如下图。

◆ **免疫器官组织的分类**

项目	中枢（初级）免疫器官组织	外周（次级）免疫器官组织
具体器官组织	骨髓和胸腺	脾脏，淋巴结，黏膜相关淋巴组织（如扁桃体、呼吸道淋巴组织、胃肠道淋巴组织、泌尿生殖道淋巴组织、阑尾等）等
作用	在人出生时就已发育完善，是免疫细胞发育、分化和成熟的场所	出生后才逐渐发育成熟，是免疫细胞定居、增殖的场所和与异物作战的主战场

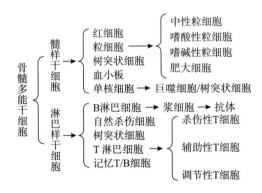

■ **骨髓定向分化与免疫细胞分类示意图**

骨髓是 B 淋巴细胞（简称"B 细胞"）和自然杀伤细胞分化成熟的场所，也是体液免疫反应发生的场所。当机体需要防卫时，主要由骨髓动员白细胞，然后白细胞进入血流并行进至所需部位。

2. 胸腺

胸腺为胸骨下的一个小器官，是 T 细胞发育、分化和成熟的场所。在胸腺中，T 细胞增殖并接受训练，以识别外来抗原并忽略机体自身抗原（即自身免疫耐受）。

胸腺调节和指挥外周免疫器官组织和免疫细胞，并分泌胸腺激素，对获得性细胞免疫至关重要。

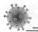

3. 脾脏

脾脏是一个海绵状、柔软的器官，大小类似拳头，位于左上腹、胸腔之下。

脾脏是 T 细胞和 B 细胞定居处；其既是血液的仓库，又负责过滤血液；能吞噬病毒和细菌等，并合成补体和干扰素等生物活性物质。

4. 淋巴结

淋巴系统是由淋巴管连接的淋巴结网络，它将淋巴液输送至全身，构成淋巴循环。

淋巴结也是 T 细胞和 B 细胞定居处，还是人体与入侵病原体作战的场所。此外，淋巴结还能过滤淋巴液。

5. 黏膜相关淋巴组织

扁桃体是咽喉守卫者，能抵御经口鼻进入人体的病原体；呼吸道（支气管相关）淋巴组织能抵御吸入的病原体进入肺部；胃肠道淋巴组织（如小肠集合淋巴结）抵御进入肠道的病原体；泌尿生殖道淋巴组织抵御进入泌尿生殖道的病原体；阑尾能产生免疫球蛋白 A（IgA），在黏膜局部抗感染免疫中发挥作用。

6. 其他

从某种程度上看，肺也是一个免疫细胞丰富的器官。此外，在人体中还有一个特殊的免疫器官，那就是肝脏，人们将其称为免疫特惠器官（有调控免疫反应的机制）。因此，免疫细胞在这些器官中的作用值得重视。

（二）免疫细胞

免疫细胞泛指所有参与免疫反应或与免疫反应有关的细胞及其前体细胞。有的免疫细胞存留于血液，不断巡逻，充当前线的防卫；有的免疫细胞则居住在免疫器官组织中，需要时再进入血液或组织中做特殊的防卫工作。各种免疫细胞分工明确又合作无间，运作起来极为精细微妙，可以说是我们体内的"超级护卫队"。

免疫细胞是从骨髓多能干细胞分化而来，它们都属于白细胞（无色的细胞），以区别于红细胞（红色的细胞）和血小板（形状像小板子）。它们存在多种不同类型，在免疫系统中扮演着不同的角色。

1. 单核细胞和巨噬细胞

单核细胞为巨噬细胞前身，存在于血液中。在发生感染时，单核细胞随血流移至组织中，体积增大，细胞内产生颗粒而变成巨噬细胞。所以，巨噬细胞存在于组织中，尤其经常驻留于肺、皮肤和肝脏等组织中。

这两类免疫细胞具有多种生理功能，同时在一定条件下也参与组织损伤。其主要作用包括：吞噬杀伤病原体和被感染的细胞、提呈抗原启动免疫反应（为抗原提呈细胞）、参与机体免疫监视、分泌多种生物活性物质等。

注意：单核细胞不等同于单个核细胞。单个核细胞一般指血液中具有单个核的细胞，包括淋巴细胞和单核细胞。

2. 中性粒细胞

中性粒细胞对病原体具有趋化、吞噬和清除作用。它们在血液中循环，在接收信号后离开血液进入组织，与入侵者作斗争，并最终在战场上壮烈牺牲。

中性粒细胞和单核细胞/巨噬细胞通常合称为吞噬细胞，前者为小吞噬细胞，后者为大吞噬细胞。

3. 嗜酸性粒细胞

嗜酸性粒细胞对病原体具有趋化作用和一定的吞噬杀伤作用，其通过释放特殊的酶类在抗寄生虫免疫中起重要作用，亦参与炎症和过敏反应。

4. 嗜碱性粒细胞

嗜碱性粒细胞存在于血液中，参与炎症和过敏反应。当其遇到过敏原（即导致过敏反应的物质）时，可以释放组胺（一种参与过敏反应的物质，医学上称为过敏介质）等生物活性物质，引发多种过敏症状。所以，其是介导过敏反应的重要细胞。

5. 肥大细胞

肥大细胞是存在于组织内的细胞，主要分布于皮肤、呼吸道、消化道黏膜下结缔组织和血管周围组织中，能释放组胺等生物活性物质参与炎症和过敏反应。

6. 树突状细胞

树突状细胞原称郎格汉细胞，又称树突细胞。因其表面呈星状多形性或树枝状突起而得名，分为髓系（来源于髓样干细胞）和淋巴系（来源于淋巴样干细胞）两大类，长居于组织中，尤其是皮肤、胃肠道和肺。

树突状细胞为抗原提呈细胞，能吞噬、加工抗原，将抗原提呈给初始 T 细胞识别并诱导 T 细胞增殖分化。

7. 自然杀伤细胞

自然杀伤细胞是淋巴细胞中的一类，主要存在于血液和脾脏中。此类细胞不依赖于抗原刺激，能自发无差别地破坏癌细胞和被病毒感染的细胞等，故在抗癌和抗病毒感染等方面起着重要作用。

自然杀伤细胞还能产生细胞因子，具有调节 T 细胞、B 细胞和巨噬细胞等的功能。

8. B 细胞

B 细胞是由骨髓中的前 B 细胞分化、发育而来。B 细胞受抗原刺激后能分化为浆细胞并合成、分泌抗体，是体液免疫的重要细胞，执行获得性免疫功能。

在抗原刺激下，有一部分 B 细胞分化为记忆 B 细胞。在获得性免疫方面，一旦对某抗原发生免疫反应，在下次遇到同样抗原时会立刻呈现出更强烈的免疫反应，这一现象被称为免疫记忆，参与免疫记忆的细胞统称为免疫记忆细胞，包括记忆 B 细胞和记忆 T 细胞。免疫记忆是接种疫苗、预防感染性疾病的理论基础。

B 细胞也可以将抗原提呈给 T 细胞，故也是抗原提呈细胞。

9. T 细胞

T 细胞由骨髓中的干细胞发育而来，然后到达称之为胸腺的免疫器官。在这里，它们学习如何将"自己"与"非己"区分开，从而不会攻击人体自身的组织。最后，T 细胞成熟并离开胸腺。所以，T 细胞又被称为胸腺依赖性淋巴细胞。

T 细胞参与获得性免疫，是细胞免疫的重要细胞。初始 T 细胞识别抗原后分化为效应 T 细胞和记忆 T 细胞。

T 细胞有三种类型：杀伤性 T 细胞、辅助性 T 细胞和调节性 T 细胞。

（1）杀伤性 T 细胞

杀伤性 T 细胞又称细胞毒性 T 细胞，其主要功能是凭借强大的攻击力，直接或间接杀伤靶细胞。

（2）辅助性 T 细胞

辅助性 T 细胞（Th）的主要功能是辅助免疫反应，其能活化更多 T 细胞，并协助 B 细胞分化为浆细胞产生抗体。Th 包括 Th1、Th2 等多种亚类，功能十分复杂。

（3）调节性 T 细胞

调节性 T 细胞的主要功能是参与免疫调节（如帮助终止免疫反应、避免免疫反应过度等），维持免疫耐受，抑制炎症和过敏反应等。

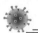

（三）免疫分子

免疫分子是由免疫细胞或其他细胞产生的参与免疫反应的物质。免疫细胞识别抗原、与抗原相互作用及自身的活化分化等过程需要免疫分子介导和调节。

1. 人类白细胞抗原

人类白细胞抗原（HLA）是一组位于人体白细胞表面，用于识别自我身份的免疫分子。每个人的免疫系统都会正常识别自身独特的 HLA 组合，所以正常情况下它们不会激发自身的免疫反应，这被称为免疫耐受。其之所以被称为抗原，是因为它们可激发其他人的免疫反应，故 HLA 是某人需要移植（指用异体或自体正常细胞、组织或器官置换病变的或功能受损的细胞、组织或器官，以维持和重建机体生理功能的过程，同种异体间的移植一般会发生排斥反应）时医学上需要尽力匹配的那些分子。

2. 细胞因子

细胞因子是由免疫细胞和其他细胞（如血管内皮细胞和成纤维细胞等）合成并分泌的蛋白质类活性分子，作为免疫系统的信使，帮助调节免疫反应。临床上已能采用人工制备的某些细胞因子治疗癌症、自身免疫病和免疫缺陷病等。

细胞因子与抗体不同，没有抗原特异性，也不受 HLA 限制，但必须与相应的受体结合才能产生各种非特异性生物学效应。

细胞因子主要包括：白介素、肿瘤坏死因子、干扰素、生长因子、集落刺激因子和趋化因子等。

（1）白介素

白介素（IL）是一组由淋巴细胞、单核细胞/巨噬细胞等免疫细胞及其他非免疫细胞产生的、介导白细胞与白细胞或白细胞与其他细胞之间相互作用的细胞因子，如 IL-2 等。由于最初是由白细胞产生，又在白细胞间发挥作用，由此得名。

（2）肿瘤坏死因子

肿瘤坏死因子（TNF）是一类能引起癌细胞程序性死亡（又称凋亡，为细胞主动死亡的一种方式）的细胞因子，其在调节免疫反应、杀伤靶细胞和介导炎症等过程中亦发挥重要作用。

（3）干扰素

干扰素（IFN）是最早发现的细胞因子，具有抗病毒、抗癌和免疫调节等作用。

（4）生长因子

生长因子（GF，如表皮生长因子 EGF）能不同程度调控相应细胞的增殖、活化。

（5）集落刺激因子

集落刺激因子（CSF）能刺激骨髓多能干细胞和不同发育阶段的细胞增殖分化，如粒细胞-巨噬细胞集落刺激因子（GM-CSF）等。

（6）趋化因子

趋化因子是一类对不同靶细胞具有趋化作用的细胞因子，可介导免疫细胞迁移，并在癌症发生发展与转移、病原体感染、移植排斥反应等过程中发挥重要作用。

注意： 细胞因子也可以按照来源分为单核因子（来源于单核细胞/巨噬细胞）和淋巴因子（来源于淋巴细胞）等。

另外，人体在受到病原体（如新冠病毒）感染后引起体液中多种细胞因子（如 TNF、IL-1 和 IL-6 等）迅速大量产生和释放，这一现象被称为细胞因子风暴，又称细胞因子释放综合征。其本身是一种求救信号，但也会留下一大堆连带伤害，故是导致急性呼吸窘迫综合征和多器官衰竭的重要原因。在癌症免疫治疗时使用的免疫检查点抑制剂（PD-1 抗体等）和基因改造的免疫细胞（CAR-T 等）也有可能引起细胞因子风暴。对于这一危及生命的综合征，需要采用抗休克治疗、支持和对症治疗及糖皮质激素等进行急救处理。

3. 抗体

抗体是 B 细胞受抗原刺激后活化增殖、分化为浆细胞，再由浆细胞合成并分泌的能与相应抗原发生特异性结合的球蛋白。免疫球蛋白（Ig）是具有抗体活性或化学结构与抗体相似的球蛋白。前者为分泌型免疫球蛋白，主要存在于血液和组织液中，具备抗体的各种功能；后者为膜型免疫球蛋白，构成 B 细胞细胞膜上的抗原受体。抗体的结构如下图所示。

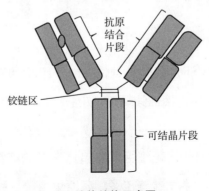

■ **抗体结构示意图**

说明：抗体分子为 Y 型结构。Y 型两臂顶端是抗原结合片段（Fab），Y 型的主干为可结晶片段（Fc），将两臂与主干连接在一起的片段为铰链区。

抗体与其能识别的抗原结合形成抗原抗体复合物（又称免疫复合物）。抗原和抗体紧密结合在一起，如同拼图玩具小片。

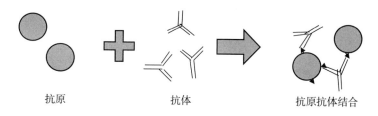

抗原　　　　　　抗体　　　　　　抗原抗体结合

■ **抗原抗体结合示意图**

可以通过多种技术人工制备抗体，包括单克隆抗体和多克隆抗体。所谓克隆，是指由单一的祖先细胞分裂增殖而形成的一簇细胞纯系。

（1）抗体作用

抗体如火箭军部队中的导弹系列，其主要作用包括以下几方面。①中和作用，指抗体与毒素结合可以中和毒素的毒性，抗体与病毒（如新冠病毒）结合可中和病毒的感染性。②激活补体作用，指抗体与抗原结合后，能激活补体系统，发挥免疫效应。③黏附作用，指抗体能与多种细胞结合介导黏附，产生调理作用或导致过敏反应。

（2）**抗体分类**

①根据抗体的发展划分。a. 第一代抗体：多克隆抗体。多克隆抗体是异源刺激机体产生免疫应答后，由 B 细胞克隆产生的针对多种抗原表位的不同抗体的组合。即多克隆抗体为混合物，可对多种抗原产生作用。而单克隆抗体为纯净物，只对一种抗原产生作用。b. 第二代抗体：单克隆抗体（简称"单抗"，mAb）。单克隆抗体是由一个识别一种抗原表位的 B 细胞克隆产生的同源抗体。此类抗体高度专一，特异性强，少或无交叉反应。c. 第三代抗体：基因工程抗体，包括嵌合抗体、小分子抗体、双特异性抗体等。

②根据理化性质和功能划分。a. 免疫球蛋白 M（IgM）是分子量最大的免疫球蛋白，故又称巨球蛋白。IgM 是免疫反应过程中最早出现的抗体分子，是抗原进入体内后最先产生的抗体，故在机体早期免疫防御中起着

重要作用，属于初级免疫反应。IgM 结合抗原后能激活补体系统，使抗原易于被吞噬。正常情况下，**IgM** 存在于血液中，而非组织。b. 免疫球蛋白 G（IgG）是抗感染的主要抗体，可以防御细菌、病毒、真菌等的入侵。当再次遇到特定抗原时产生这一最主流抗体类别，产生的抗体比初级免疫反应更多，被称为次级免疫反应。且反应更快，抗体生成更有效率。IgG 存在于血液和组织中，是唯一可经胎盘从母体进入胎儿的抗体。母体内的 **IgG** 可保护胎儿和婴儿，直至婴儿自身的免疫系统可以产生抗体，这也是新生儿在出生后 6 个月内不容易生病的主要原因。某些自身抗体（如系统性红斑狼疮患者的抗核抗体）也属于 **IgG**，同时，**IgG** 也是治疗时最常应用的抗体。c. 免疫球蛋白 A（IgA）分布在黏膜（如鼻、眼、肺、消化道和泌尿生殖道等处黏膜）的表面，以保护机体免受微生物等侵袭，对防止体表微生物等感染和发挥局部免疫作用等具有重要意义。IgA 通常存在于血液、黏膜产生的分泌物（如泪液和唾液）、初乳（在分娩后头几天内，真正的乳汁产生之前由乳房产生的液体）等中。d. 免疫球蛋白 E（IgE）触发过敏反应，与血液中嗜碱性粒细胞及组织中的肥大细胞结合。当与 IgE 结合的细胞遇到过敏原时，释放组胺等生物活性物质引发过敏症。因此，**IgE** 是唯一常常看起来弊大于利的一类免疫球蛋白。然而，此类抗体有助于抵御某些寄生虫感染。血液和消化道黏膜中有少量 IgE。在发生哮喘和枯草热（又称花粉症）等过敏症或寄生虫感染的人群中此类抗体会升高。e. 免疫球蛋白 D（IgD）主要存在于不成熟的 B 细胞表面，可帮助其成熟。IgD 在血液中有少量存在，尚未充分了解其在血液中的功能。

4. 补体

补体是广泛存在于血液、组织液和细胞膜表面的蛋白质反应系统，包括三十多种组分，皆为球蛋白。

补体由免疫器官组织（如骨髓和脾等）和其他器官组织（如小肠、肝、肺、肾等）产生，其中肝细胞和巨噬细胞是合成补体的主要细胞。

补体活化后具有酶活性，能调理吞噬作用、介导炎症反应、调节免疫反应和清除免疫复合物等，属于免疫细胞武器库中的集束炸弹。

第二节　人体免疫三道防线

抗原刺激机体产生一系列反应以清除抗原的过程，在免疫学上总称为免疫应答。根据免疫应答的产生机制和特点分为先天免疫应答（简称"先天免疫"）和获得性免疫应答（简称"获得性免疫"）。为了抵御病原体的入侵，人体免疫系统构筑了三道防线（皮肤、黏膜及其分泌物；体液中除抗体之外的具有免疫作用的物质；参与特异性免疫应答的免疫器官组织和免疫细胞），前两道防线属于先天免疫，第三道防线为获得性免疫。先天免疫和获得性免疫都是人类在漫长进化过程中逐步形成的特性。此外，先天免疫在对病原体的入侵作出快速反应的同时，还在获得性免疫的启动和发挥作用的过程中扮演着重要角色。

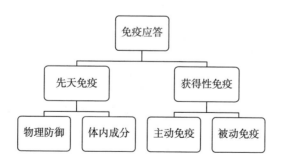

■　免疫应答分类示意图

说明：先天免疫，又称非特异性免疫、固有免疫，无须抗原激发，无免疫记忆，具有非专一性，免疫作用较弱。获得性免疫，又称特异性免疫或适应性免疫，需接触抗原，有免疫记忆，具有专一性，免疫作用较强。物理防御，即皮肤黏膜屏障和咳嗽等。体内成分，即胃酸、胆盐、汗液、尿液和粪便等；

主动获得性免疫，包括自然获得（接触病原体后获得）和人工获得（接种疫苗或类毒素）；被动获得性免疫，包括自然获得（婴儿从母体或初乳中获得）和人工获得（直接输入免疫物质而获得，如直接给予抗毒素抗体等）。

三道防线构成了一个强大的纵深防御体系。只有这三道防线同时、完整和完好地发挥免疫作用，才能最大限度保障我们的身体健康。

（一）第一道防线

第一道防线即物理屏障或机械屏障，主要为皮肤和黏膜及其分泌物。

完整的皮肤和黏膜可阻挡病原体进入体内。皮肤分泌物有杀菌作用，呼吸道黏膜上的纤毛可清除异物。皮肤一旦破损，也就失去了屏障作用，病原体就可从破损处侵入人体。

此外，人体的屏障结构还包括血脑屏障（阻挡病原体及其毒素等从血液进入脑组织或脑脊液，从而保护中枢神经系统）和胎盘屏障（阻挡病原体及其有害物质从母体进入胎儿体内，从而保护胎儿）等。

（二）第二道防线

第二道防线为体液中除抗体之外的免疫分子、吞噬细胞、肥大细胞、树突状细胞和自然杀伤细胞等。体液中的溶解酶能破坏多种病原体。

（三）第三道防线

第三道防线为参与特异性免疫应答的免疫器官组织和免疫细胞（即 T 细胞和 B 细胞）。T 细胞和 B 细胞识别抗原，使淋巴细胞活化或产生相应的抗体，以杀灭病原体等。

根据参与免疫应答的细胞类型及效应，免疫应答还可分为细胞免疫应答（简称"细胞免疫"）和体液免疫应答（简称"体液免疫"）等。在上述第二道和第三道防线中由粒细胞、单核细胞／巨噬细胞、肥大细胞、自然杀伤细胞、树突状细胞和活化的 T 细胞（即致敏 T 细胞）等多种免疫细胞协同作用完成的免疫应答被称为细胞免疫，这是广义的细胞免疫（狭义的细胞免疫是指 T 细胞受到抗原刺激后增殖分化为致敏 T 细胞，当相应的抗原再次进入机体，致敏 T 细胞对抗原直接杀伤或释放淋巴因子协同杀伤）。因抗体存在于血液等体液中，故上述第三道防线中由 B 细胞介导的通过抗体发挥作用的免疫应答被称为体液免疫。此外，黏膜相关淋巴组织介导的局部免疫应答被称为黏膜免疫。

第三节　人体免疫系统如何工作

正常免疫应答主要包括识别潜在有害的抗原异物，激活和动员"生命卫队"抵御它和攻击它，控制并结束攻击等。因此，一个成功的免疫应答包括识别、活化和运动、调控，以及消散等。

（一）识别

为了能够清除抗原，免疫系统首先必须识别它，也就是要鉴别其为非己，而不是自己。免疫系统能进行这种识别的缘由是所有免疫细胞的表面均有识别分子，因病原体等表面上的识别分子为非己而被识别。

其识别过程大致如下：①抗原提呈细胞吞噬异物，并将其分解成抗原片段；②抗原提呈细胞随后将抗原片段与细胞自身的 HLA 结合；③抗原片段与 HLA 的结合物移至细胞表面；④在其表面具有匹配性受体的 T 细胞结合至提呈细胞抗原片段——HLA 分子的一部分，或由 B 细胞直接识别异物。

（二）活化和运动

T 细胞或 B 细胞识别异物后被激活。例如，当抗原提呈细胞将结合有 HLA 的抗原片段提呈给 T 细胞后，T 细胞接触这个片段而被激活，并开始与具有这种抗原的异物战斗；B 细胞可以直接被异物激活分化为浆细胞并产生抗体。一旦被激活，免疫细胞吞噬或杀伤异物。通常需不止一种免疫细胞来杀伤异物。

免疫细胞（如巨噬细胞）可释放某些物质趋化其他免疫细胞到达作用部位，动员防御反应。

（三）调控

免疫系统必须受到调控以避免过度应答而损害机体。免疫应答过程中，免疫细胞间及免疫系统与机体其他系统间相互作用，构成一个相互协调与制约的网络，感知机体免疫应答并进行调节，从而维持体内环境的相对稳定，称为免疫调节。机体可在分子水平、细胞水平和整体水平对免疫应答进行精细调节。例如，调节性 T 细胞通过分泌抑制免疫反应的物质，防止免疫反应无限持续。免疫系统在执行其功能的同时往往与其他系统，尤其是神经系统和内分泌系统相互作用，免疫—神经—内分泌系统整体调节着免疫应答。

（四）消散

异物被清除后，多数免疫细胞自我破坏并被吞噬。那些备用的细胞称为记忆细胞（包括记忆 T 细胞和记忆 B 细胞），机体会保留它们。免疫记忆是获得性免疫的一部分，记忆细胞会记忆特定异物，如果再次相遇会产生更强烈的反应。免疫记忆就是如此的神奇！免疫系统就是这样用它自己的方式感知、体验和记忆着这个世界，用让我们叹为观止的记忆力和执行力呵护我们免受这个世界的伤害。

下图以细菌感染引发的获得性免疫应答为例简略说明免疫系统如何工作。

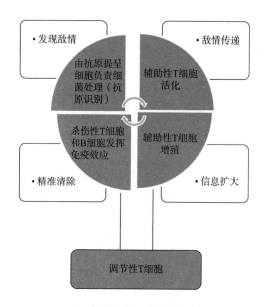

■ 免疫系统工作示意图

说明：在抗原刺激下，机体的获得性免疫应答按时间顺序一般可分为感应、反应和效应三个阶段。上图将这一非常复杂的运作过程简化。图中的辅助性 T 细胞除了接触抗原提呈细胞外，也会通知调节性 T 细胞。调节性 T 细胞活化后，会控制杀伤性 T 细胞和 B 细胞，不让其免疫反应过火而损害到正常细胞。在反应阶段形成的记忆细胞再次遇到相同抗原时，可引发潜伏期短、强度大和持续时间长的再次免疫应答。

第四节　人体免疫系统主要功能

免疫系统负责抵御病原体的入侵，及时清除体内垃圾或毒素，维护机体器官组织的正常运行，保障机体的清洁和安全。

所以，免疫系统主要行使以下三大功能：①免疫防御功能，这是机体识别与清除病原体等抗原异物的能力。②免疫自稳功能，这是机体免疫系统通过免疫耐受和免疫调节等机制，及时识别和清除损伤或衰老的细胞，维持体内环境稳定的能力。③免疫监视功能，这是机体识别和清除体内突变细胞和病毒感染细胞的能力。

◆ **人体免疫系统三大功能**

项目	功能		
	免疫防御	免疫自稳	免疫监视
作用对象	病毒、细菌、真菌、寄生虫、花粉等	体内损伤或衰老的细胞等	体内突变或被病毒感染的细胞等
功能正常	有效抵御进入体内的病原体等异物，阻止疾病发生	及时识别并清除这些异常细胞，对自身保持免疫耐受，使体内环境保持相对稳定	及时识别和清除这些异常细胞，维护机体健康
功能过强	可能导致过敏症	可能导致自身免疫病或生理功能紊乱	可能发生器官移植排斥反应
功能过弱	可能发生免疫缺陷病，容易受病毒等感染	可能导致自身免疫病或生理功能紊乱	可能导致癌症或受病毒等持续感染

如上表所示，面对各种疾病的挑战，均衡的免疫力才是我们的根本防线。

第五节　均衡的免疫力的主要表现

如果免疫功能失常，也就是免疫力失衡，就会导致各种免疫相关性疾病。例如，如果免疫系统把自己误认为非己，就有可能攻击机体自身组织，引起自身免疫病。如果机体不能对正在入侵的病原体产生适当的免疫反应，就会导致免疫缺陷病。如果机体对通常无害的外来物质产生过度免疫反应并损伤正常组织，即为过敏症。此外，如果免疫力低下，还可能发生感染性疾病或癌症等。因此，保持免疫力均衡对于身体健康十分重要。

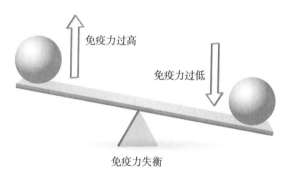

■　免疫力失衡

　　说明：免疫力过高，可见于过敏症和自身免疫病等；免疫力过低，可见于感染性疾病和癌症等。

通过本章前 4 节的介绍，可以将均衡的免疫力的主要表现总结为以下 5 个方面。

（一）攻击性免疫细胞处于适度反应状态

研究表明，在一些自身免疫病或过敏症患者体内，辅助性 T 细胞激活了太多的杀伤性 T 细胞或者太多的 B 细胞，使机体出现过度活跃的免疫反应。所以，均衡的免疫力应该是杀伤性 T 细胞和 B 细胞这两类攻击性免疫细胞处于适度反应状态。

（二）控制性免疫细胞保持平衡状态

通常，辅助性 T 细胞和调节性 T 细胞会告诉攻击性免疫细胞做什么，是要启动还是抑制免疫反应。所以，辅助性 T 细胞和调节性 T 细胞这两类控制性免疫细胞要保持平衡状态，这样免疫系统在被激活并完成任务后才能恢复正常。

（三）辅助性 T 细胞 1 和辅助性 T 细胞 2 保持平衡状态

在机体健康受到威胁时，辅助性 T 细胞 1（Th1）会向 B 细胞释放大量化学信号（即细胞因子），通知后者快速分化为浆细胞并制造抗体。Th1 也可以动员其他战斗力量，包括巨噬细胞、自然杀伤细胞和杀伤性 T 细胞。所以，实际上 Th1 细胞是免疫大军中的主战派。Th2 则主要负责让这些战斗力量撤退，所以是免疫大军中的主和派。研究表明，Th1 和 Th2 之间的平衡非常重要。

（四）免疫细胞具有区分自己和异己的能力，只对抗原异物发起攻击

免疫系统时刻保持警惕，在防止人体被外来异物入侵的同时，还要非常小心，以免将自身的细胞误认为入侵者而给自身组织造成伤害。

在早期发育过程中，免疫细胞需学会区分自己和异己。自身免疫病最严重的问题就是原本应该攻击入侵者的免疫细胞反过来攻击自身细胞和组织而造成伤害。

所以，均衡的免疫力应该能通过 HLA 机制等精确地辨认自己和非己。

（五）机体处于适量发炎状态

大量研究表明，免疫与炎症虽说是机体对异物的两种不同反应，可实

际上是一个问题的两个侧面,两者相互重叠、不可分割,免疫和炎症之间存在内在的联系。因此,很多免疫细胞和免疫分子也是炎症细胞和炎症因子(也称为炎症介质,即介导或参与炎症反应的化学物质)。

现在知道,炎症是一把双刃剑。一方面,人体保护自身而对异物进行攻击所发生的免疫反应,其表现形式大多为炎症;诱发炎症的能力是人体面对病原体能够生存下来的基础;虽然引起炎症的细胞和分子机制各不相同,但人体最终的感受基本是一样的,红、肿、热、痛就是多种炎症细胞和炎症因子在炎症局部引起的典型炎症症状;我们人体需要这种反应来保障身体健康。另一方面,在某些情况下炎症反应会造成组织退行性变化和纤维化等损伤而导致疾病。研究表明,炎症是所有自身免疫病和心脏病、卒中、癌症、糖尿病等的常见诱因,是所有慢性病的根源。

通常来说,适量发炎时意味着免疫系统已做好准备,随时可以行动,能帮助机体对异物等及时作出反应,对维护身体健康至关重要。但如果该过程持续时间过长或引起的炎症反应过于剧烈,则会使组织受损而导致疾病。

所以,均衡的免疫力应该是机体处于适量发炎状态。

综上所述,免疫力是否均衡不能仅依靠单一的免疫指标来判断,还需要对机体内多种免疫细胞亚群的比例及各细胞或各分子之间的协同作用模式是否处于动态平衡状态等进行综合判断。而且,所谓均衡的免疫力,并不是一定要让免疫力维持100%的平衡。无论是免疫,还是与免疫密不可分的炎症,机体均需要通过各种细胞和分子机制使它们处于适度警戒状态。

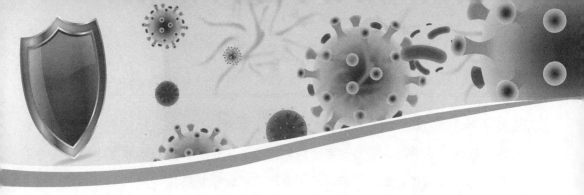

第二章　神奇的疫苗
——抗击感染性疾病的神兵利器

人类从认识病原体的几百年前，就已发明了能免于受传染病困扰的疫苗。从我国古代的接种人痘到用接种牛痘消灭天花，发展到现在，几十种传染病可以通过接种疫苗来预防。疫苗为人类抗击感染性疾病立下了汗马功劳，人们经常将疫苗看成是免疫的代名词就是基于此。不仅如此，如今疫苗还有可能用于防治癌症、自身免疫病和过敏症等，应用前景十分广阔。

那么，疫苗到底是什么？各类疫苗的发明过程到底如何？免疫接种为什么要分为计划内和计划外？新冠疫苗对新型冠状病毒引发的疫情（简称"新冠疫情"）有什么贡献？面对一些善变的病原体，疫苗的研制还面临哪些挑战？本章要告诉大家的正是关于疫苗的那些神奇。

第一节　　　概　述

（一）什么是感染和感染性疾病

感染是指在一定条件下，病原体突破人体的防御机制，侵入人体并生长繁殖、释放毒性物质，同时与宿主（这里指能给病原体提供营养和场所的人类）细胞之间发生相互作用，导致不同程度的病理变化过程。感染性疾病是各种病原体侵入人体引起的疾病，其中易传播并在人群中引起流行者特称为传染性疾病，简称传染病。

病原体几乎无处不在。有些生活在皮肤上或口腔、肠道和生殖器（尤其是阴道）内；有些病原体可以在地面或水中生存，并可进入人体。

不过，值得注意的是，并非所有病原体都会让人生病，有些甚至对人体还有益处。生活在皮肤上或身体内不会对机体造成伤害的病原体，被称为正常菌群或常驻菌群。例如，肠道内的乳酸菌、双歧杆菌和酵母等常被人们称为益生菌或有益菌。有些病原体通常不会生活在身体内或身体表面，并可能致病，例如，肝炎病毒、人类免疫缺陷病毒（HIV）被称为有害病原体。病原体是作为人类的无害伴侣还是侵入并导致感染或感染性疾病取决于病原体的性质（致病性）、人体防御状态（免疫力）、感染的发生过程等。

（二）人体是如何被感染的

感染性疾病是由侵入人体的有害病原体引起的，其可通过以下方式侵入身体：①鼻子、眼睛、口腔。如果吃或喝了一些含有病原体的东西，病原体可能侵入口腔。如果触摸受到病原体污染的物体，再触摸鼻子或眼睛，它们也可能侵入鼻子或眼睛。②皮肤。可从皮肤的切口、划伤、咬伤处侵入人体。③与受感染伴侣的性接触。④受污染的医疗器械。当其侵入人体时，有害的病原体就会在体内繁殖并致病。

有时因为损伤或手术等，体内的正常病原体会出现在错误的地方（即不应该有病原体的区域）并导致感染。例如，如果大肠手术时肠道中的正常细菌侵入膀胱或血流中，则可能导致感染性疾病。

侵入人体后，病原体必须繁殖才能引起感染。病原体的繁殖可有以下几种情况：①病原体继续繁殖并突破人体防御系统。②人体内病原体达到一种平衡状态而成为一种慢性感染。③人体在有或没有医疗干预下消灭并清除入侵的病原体。

病原体是滞留在入侵部位附近还是扩散至其他部位，以及感染的严重程度取决于以下因素：①病原体是否产生毒素、酶或其他有害物质。②病原体是否产生对药物的耐药性。③病原体是否可阻断人体的防御机制。④人体免疫系统的功能状态。

（三）人体如何抵御感染

人体有很多方法来抵御感染，主要包括：①免疫系统。免疫系统通过先天免疫或获得性免疫攻击侵入体内的病原体。②皮肤黏膜。为物理屏障，可阻止病原体侵入。③黏液。鼻、咽喉、眼、阴道和肠道中的黏液可清洗病原体，并含有杀死它们的物质。呼吸道中的黏液在纤毛的协同摆动下被咳出或从鼻腔排出。④发热。有助于清除病原体。⑤消化道内物质。胃酸、胰酶和胆汁等可杀灭病原体或阻止其繁殖。

婴儿和老年人更容易感染，因为他们的身体防御能力不太强。其他感染的高风险因素主要包括：①削弱免疫系统的疾病，如艾滋病、癌症或糖尿病等。②干扰免疫系统的药物，如癌症化学治疗（简称"化疗"）药物、糖皮质激素或器官移植后用以预防排斥的药物等。③体内的医疗器械，如导尿管、气管内插管和人工关节等。④癌症放射治疗（简称"放疗"）。⑤大面积烧伤。

（四）人体如何预防感染

预防感染的措施主要包括以下 3 种。

1. 接种疫苗

凡具有抗原性、接种于机体可产生特异的免疫力、能抵御疾病的发生发展或流行的药物，总称为疫苗，可分预防用疫苗和治疗用疫苗两大类。当患者通过疫苗接种获得针对某一特定感染性疾病的免疫力之后，通常就不会再得此病，故疫苗是预防感染性疾病（尤其是传染病）永不过时的千金良方，本章重点介绍。另外，疫苗还可与已经发生的疾病做斗争，用于许多疾病的治疗，本书其他章节也有介绍。

2. 给予抗感染药物

有时将抗感染药物给予尚未感染的人，以防止他们感染，称预防性治疗，如腹部手术或器官移植手术等外科手术时预防性应用抗菌药等。但为减少病原体耐药性，预防性治疗受到严格限制。

3. 一般性预防措施

一般性预防措施包括控制传染源、切断传播途径及增强人体免疫力等。例如，在新冠疫情时戴口罩和勤洗手等，尤其是在处理食物或与他人有密切接触时。

目前对大多数病毒感染尚无特效药物，因此，对病毒感染的预防显得尤为重要，大家从世界各国针对新冠疫情所采取的预防措施可见一斑。

（五）感染性疾病的主要症状有哪些

患者出现什么症状主要取决于病原体的类型和身体的一部分还是很多部分受到影响。

身体只有一部分感染（称局部感染）通常会引起疼痛，如肺部感染可引起胸痛，脑部感染可引起头痛，皮肤感染（脓肿）可能出现肿胀、变红和疼痛。

引起身体许多部位感染（称全身感染）可能会出现许多不同的症状。一些常见的全身症状包括发热、虚弱、疲劳、食欲缺乏、全身发痒等。如果感染长期未得到治疗，则可能出现体重减轻，还可能出现脉搏加快、呼吸急促、焦虑和神志错乱等。当感染得到有效治疗时，大多数症状会消退。

（六）如何诊断感染性疾病

通常基于症状怀疑感染。医院通常不会对常见感染进行检查，如感冒和皮肤感染。对于其他感染，通常需要将标本送到实验室检查病原体。

根据感染的部位，可以送1份以下标本：血液、尿液、痰液（咳出的黏液）、粪便、组织、脑脊液及鼻、咽喉、阴茎或阴道拭子等。

当鉴定出病原体后，可进一步测试哪种药物对该病原体最为有效（称药敏试验），以便尽早开始有效药物治疗。

对于细菌，在显微镜下用革兰氏染色法染色后作如下分类：①革兰氏阳性细菌，细菌呈蓝紫色，它们被紫色革兰染色剂染色。②革兰氏阴性细菌，细菌呈红色，它们不被染色剂染色。

（七）如何治疗感染性疾病

机体可以自行抵御某些感染，而对于不能抵御的，可用抗感染药物杀死病原体（对因治疗）。抗感染药物包括抗病毒药和抗菌药等，抗菌药只对细菌感染有效，对病毒无效。

如果出现严重感染，可能需要住院。例如，细菌进入血液可引起严重的全身反应，称为脓毒（血）症。感染性休克是最危险的一种脓毒（血）症，可致命。此时，需静脉补液、使用升压药、感染部位清创、静脉给予抗感染药物，以及必要时使用糖皮质激素等。由于糖皮质激素没有直接的抗菌作用，在使用此类药物时要同时使用抗菌药。

（八）感染性疾病与炎症免疫的关系

如下图所示，病原体感染与炎症免疫反应就像是一场胜负难料的战争。病原体的复杂性及其变化的技巧使得免疫系统经常要更换策略，却不一定能战胜。对流感病毒或感染皮肤的细菌，免疫系统比较有把握战胜对手；但对于凶猛的细菌、变化多端的病毒或与人体有利害关系的寄生虫等，免疫系统常常打不过对手，反而被对手压抑，变得攻击力不足。所以，只有加强抗感染免疫力，抗感染和消炎双管齐下，才有希望赢得这场战争。而接种疫苗是通过强化机体抗感染免疫力预防感染性疾病最靠谱的办法。

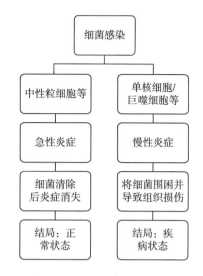

■ **感染性疾病与炎症免疫的关系示意图**

注意：从针对细菌感染的先天免疫来看，中性粒细胞等通过释放发炎酶或活性氧自由基等导致急性炎症，单核细胞/巨噬细胞等通过释放肿瘤坏死因子和前列腺素等导致慢性炎症。接种疫苗可预防细菌感染，使用抗菌药可治疗细菌感染，使用消炎药（甾体类和非甾体类等）可控制炎症症状。

说明：抗菌药与消炎药不是一回事。虽说两者有诸多联系，但有明显区别。对付细菌感染要用抗菌药抑杀细菌，也可以使用消炎药（如甾体类，即糖皮质激素；非甾体类，如阿司匹林）来减轻炎症症状（如局部的红、肿、热、痛）。

第二节　臭名昭著的天花是如何灭绝的

（一）天花为什么臭名昭著

天花对于现在的年轻人而言有些陌生，但很多人一定听说过。我国20

世纪 80 年代之前出生的人也都接种过牛痘，手臂上都留有小瘢痕。

实际上，天花在过去是一种极其恐怖的病魔，曾肆虐全球 3000 多年，导致数亿人死亡，说它臭名昭著一点也不过分。

现在知道，天花是由天花病毒引起的烈性传染病。感染者在发病时全身布满红疹和脓疱，然后脓疱结痂，最后会在患处留下永久性丑陋的瘢痕（俗称"麻子"），故而得名天花。

天花病毒仅存在于人类，在动物中不存在。该病毒直接在人与人之间传播，接触感染者的衣物或床上用品可以感染此病。所以，隔离对预防天花很重要。

（二）种牛痘术是如何发明的

我国古代发明的预防天花的方法是人痘接种法，并传到世界各地。但接种人痘并不是绝对安全的，有大约 2% 的死亡率，而且会留下一些诸如耳鸣之类的后遗症，因此需要寻找更安全的方法预防天花。

18 世纪中叶，英国医生金纳（也译为琴纳）发现病牛在乳房与肚脐之间有水疱和脓疱（称为"牛痘"），挤奶人的手指如有伤口会感染牛痘，而患过牛痘的人就不会得天花。受之前中国人痘接种术的启发，他发明的牛痘预防天花技术于 1798 年获得成功。后来的研究表明，牛痘病毒与天花病毒同属痘病毒属中的成员，它们有共同的抗原成分。人体注入牛痘病毒后可刺激机体产生免疫力，这种免疫力既能抵抗牛痘病毒的再次感染，也能抵抗天花病毒或其他痘病毒的再次感染。这就是接种牛痘能预防人类天花的原因。接种牛痘很快成为世界各国预防天花的有力武器。金纳这位世界上第一个对免疫学作出巨大贡献的人也被誉为免疫学之父。金纳发明的种牛痘术见下图。

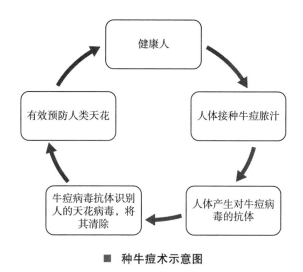

■ 种牛痘术示意图

（三）天花是如何灭绝的

严格意义上说，直至今天人类也没有研制出可以治疗天花的特效药，人类消灭天花还是靠种牛痘。

为了彻底消灭天花，在第二次世界大战结束后，世界各国开始联合起来对它进行围剿：①1948 年，世界卫生组织（WHO）成立，天花被列为应该控制的第一种传染病。②1953 年，WHO 提出在全球范围内消灭天花的目标。③1958 年，WHO 计划给全球 80% 以上的人群接种或重新接种牛痘，但未能实施。④1966 年，WHO 再次提出开展全球大规模扑灭天花行动。⑤1975 年，全球只有一个国家还有天花流行。⑥1977 年 10 月 26 日，全球最后一个国家最后一位天花患者被治愈。⑦1980 年 5 月 8 日，WHO 正式宣布人类已彻底消灭天花。⑧自此，世界各国停止牛痘的常规接种。

人类与天花的长期战斗最终宣告胜利，而天花也成为人类迄今为止唯一一个被彻底消灭的传染病。这彰显了人类不屈不挠的斗争精神，更用事实铿锵有力地告诉世人：只要科技不断进步，很多疾病都是可以战胜的！

天花被彻底消灭的原因还有以下两点：①天花病毒是一种脱氧核糖核

酸（DNA）病毒，而且是双链 DNA 病毒，这就使它几乎不可能发生变异，从而保证了只要种牛痘就一定获得免疫力。②天花病毒的宿主只有人类，也就是说，一旦全人类均对它有了免疫力，天花也就没有了生存之地，只能走向灭绝。

（四）还需要种牛痘吗

既然天花已经被消灭了，是否说明天花病毒已经在地球上完全绝迹了呢？很可惜，并不是这样。世界各国均担心天花病毒会成为恐怖分子发动袭击的生化武器。加上，1980 年后出生的人因为未接种牛痘，对天花均没有免疫力，之前接种过的保护作用也会在接种大约 10 年后消退，一旦出现天花流行，将会造成非常严重的灾难性后果，故现在有些国家已宣布恢复牛痘的接种。

第三节　减毒疫苗的发明——以微毒攻剧毒

虽然金纳发明的种牛痘术能预防天花的发生，但它并不是真正的疫苗。牛痘是自然界给我们创造的针对人类天花的天然物质，但这种用于人体很安全的天然物质极少。对于绝大多数病原体，科学家们还必须根据这些病原体本身的特性来发展疫苗，其中，最关键的问题是如何尽可能多地去除病原体的致病性（毒性），但依然保留它们激活免疫系统的能力（免疫原性，即对于特定抗原能够诱导特异免疫应答的能力）。在这个问题上作出开创性贡献的是巴斯德发明的减毒活疫苗和贝林发明的类毒素疫苗。

（一）减毒活疫苗的发明

将细菌或病毒的毒力降低，然后以低毒性的细菌或病毒作为疫苗接种，既可产生抵抗力，又不会得病，这是以微毒攻剧毒的医学剧本。

鸡霍乱疫苗是世界上首次在实验室培养出的疫苗。1880 年，法国农村鸡霍乱横行，巴斯德在实验室观察到一种有趣的现象：霍乱病菌在体外培养的时间越长，它的致病性就越低。如果把长时间在体外培养的霍乱病菌感染鸡，鸡不但不会得病，还能对霍乱有抵抗力。据此，巴斯德很快就制备出针对鸡霍乱的疫苗。这是人类制备真正疫苗的开端。

　　鸡霍乱疫苗的问世使人类不再像当初种牛痘那样依靠天然的病毒，从而奠定了疫苗研发的基础，也为之后的科学家们铺好了一条可以顺畅前行的疫苗研发之路。因此，巴斯德不仅被誉为微生物学之父，还被誉为疫苗之父。其发明的减毒活疫苗及后续疫苗发展见下图。

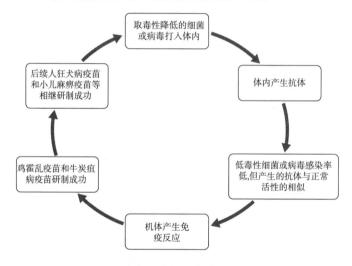

■　减毒活疫苗及发展示意图

（二）类毒素疫苗的发明

　　有些细菌或病毒是依靠毒素引发人类疾病，因此以细菌或病毒为疫苗来预防这些病原体的感染没有效果，而以毒素为疫苗才能有效预防这些感染性疾病。贝林发明针对白喉的类毒素疫苗，并成为首位诺贝尔生理学或医学奖得主。下图描述了贝林发明的类毒素疫苗。

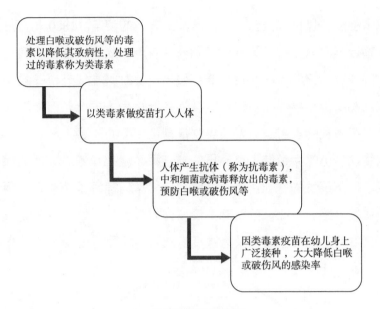

处理白喉或破伤风等的毒素以降低其致病性，处理过的毒素称为类毒素

以类毒素做疫苗打入人体

人体产生抗体（称为抗毒素），中和细菌或病毒释放出的毒素，预防白喉或破伤风等

因类毒素疫苗在幼儿身上广泛接种，大大降低白喉或破伤风的感染率

■ **类毒素疫苗示意图**

以上两类疫苗是人类医学史上伟大的发明，具有划时代意义。之后，每一种疫苗的诞生都是人类战胜一种传染病的伟大胜利！至今没有任何一种医疗措施能像疫苗一样对人类的健康产生如此重要、持久和深远的影响，也没有任何一种药物能像疫苗一样以极其低廉的代价让某一种疾病从地球上消失。

第四节　现时的预防性免疫接种是怎么回事

（一）现时的预防性免疫接种概况

现时的预防性免疫接种包括两种类型：预防性主动免疫接种（即人工主动免疫）和预防性被动免疫接种（即人工被动免疫）。

预防性主动免疫接种，也就是预防性接种疫苗。人体的免疫系统通过产生识别和攻击疫苗中特定细菌或病毒等的抗体或活化的淋巴细胞等来对疫苗作出反应。当机体接触特定细菌或病毒等后，即会自动生成这些抗体或免疫细胞，以预防或减轻疾病。所以，接种疫苗能刺激人体的自身防御机制来战胜感染性疾病（尤其是传染病）。

预防性疫苗接种是促进婴幼儿免疫系统成熟的最好方法，也有助于提升成年人（包含旅行者）对特定疾病的获得性免疫力。

通常，预防性主动免疫接种输入机体的物质为抗原，接种疫苗后免疫力出现较慢（1~4 周后才生效），但维持时间较长（数月至数年），主要用于传染病的预防。

预防性被动免疫接种是指直接向人体输入针对某一特定病原体的抗体。这些抗体可由以下途径获得：①接种病原体或毒素并已产生免疫的动物（通常是马）血清。②从大量人群采集的血液提取物（称为汇集的人免疫球蛋白）。③已知的对特定疾病产生抗体的人群（指曾接受预防性疫苗接种或曾患有该疾病并已痊愈的人）。④实验室繁殖的能产生抗体的细胞（通常从鼠体内获得）。

预防性被动免疫接种适用于不能对某一感染产生充分免疫应答的人，或在获得感染之前未接种疫苗的人（如被狂犬病动物咬伤后）。

通常，预防性被动免疫接种输入机体的物质为抗体，免疫力出现快，能使机体立即产生免疫效应，是对传染病进行治疗或紧急预防的免疫方法。但由于效应分子并非接种者自身产生，消耗后无法得到补充，故免疫力维持时间较短，通常在人体内仅存在 2~3 周。

据悉，新冠病毒联合抗体治疗药物安巴韦单抗和罗米司韦单抗已于2020 年 12 月获批，作为预防性被动免疫接种的药物，也是首个国产新冠"特效药"。

（二）现时的预防性疫苗接种分类

现时的预防性疫苗接种分类见下表。

◆ 现时的预防性疫苗接种分类

种类	特点	具体品种
一类（计划内）	免费，国家规定必须接种	乙肝疫苗、卡介苗（BCG）、麻疹疫苗、脊髓灰质炎疫苗、百白破疫苗、乙脑减毒活疫苗、甲肝减毒活疫苗、流脑疫苗、小儿麻痹糖丸等
二类（计划外）	自费，自愿接种（计划外）	流感疫苗、水痘疫苗、狂犬病疫苗、轮状病毒疫苗、肺炎球菌结合疫苗、人乳头瘤病毒疫苗、新冠疫苗等

说明：为了更好地保护儿童的身体健康，必须按照规定的、科学的免疫程序，使用各种疫苗对儿童进行预防接种，达到控制以至最终消灭相应传染病的目的。这种由国家相关部门组织的有计划的预防接种即为计划免疫，也就是计划内预防接种，否则就是计划外免疫，也就是计划外预防接种。

（三）预防性疫苗接种后的不良反应与处理方法

预防性疫苗接种后的常见不良反应与处理方法见下表。

◆ 预防性疫苗接种后的常见不良反应和处理办法

不良反应	处理办法
发热	体温低于38.5℃：多饮水，物理降温；体温高于或等于38.5℃：服退烧药
接种部位出现红、肿、热、痛等	较轻者：衣物宜洁净柔软，勤换洗，不要用手抓，一般3天内即可消退；比较严重者：立即就医
皮疹	保持皮肤清洁，避免刺激，数天内可自行消失，一般不需治疗处理
接种卡介苗后出现破溃或流脓	用清水擦拭患处，无须特殊处理
接种部位皮下出现硬块，按压无明显痛感	前3天用冰袋冷敷，第四天开始用热水袋热敷

续表

不良反应	处理办法
腹痛、腹胀、食欲缺乏等消化道症状	注意饮食清淡，并保证充分摄入营养
严重过敏，如颜面潮红、水肿、瘙痒、荨麻疹、口腔或喉头水肿、气喘等	平卧，抬高下肢，就医抢救，并向接种单位报告

注意：目前知道，疫苗与孤独症之间没有已知的任何联系。

（四）哪些人不宜进行预防性疫苗接种

以下人群不宜接种预防性疫苗：①发热的人。②患严重疾病的人，如结核病、心脏病、肾病和脑部疾病患者。③过敏体质或有过敏史的人。④患有免疫缺陷病或接受免疫抑制剂治疗的人。⑤孕妇。⑥有癫痫、惊厥或神经系统疾病者。⑦患急性传染病的人。

第五节　疫苗与感染性疾病的战斗一直在继续

尽管疫苗在预防感染性疾病方面已取得巨大的成功，但尚有一些感染性疾病（如艾滋病）至今没有成功研制出疫苗来预防，有些感染性疾病（如流感）用疫苗预防的效果还不甚理想，更有新的病原体（如新冠病毒）正威胁着人类的生存。因此，研发疫苗抗击感染性疾病任重而道远，这里介绍一些进展。

（一）新冠疫苗：抗击全球大瘟疫显神威

新冠疫情从 2019 年下半年开始，已成为迄今传播速度最快、感染范围最广和防控难度最大的一次重大突发全球公共卫生紧急事件。

1. 关于新冠疫苗

为了战胜这场全球疫情，科学家们仅用不到一年的时间就研制成功了疫苗。国外率先上市的是信使核糖核酸（mRNA）疫苗，国内率先上市的是灭活疫苗。

mRNA 疫苗将病毒的遗传物质 mRNA 直接扔给免疫系统。mRNA 可以表达特定序列的蛋白质来诱导人体产生特异性免疫反应。此类疫苗效力强而持久，拥有更强的免疫原性。

灭活疫苗是把已经失去活性的病毒扔给免疫系统，从而刺激免疫系统识别和清除病毒。此类疫苗不含任何活的病毒，故安全性高。但通常效力不强，持续提供保护的时间较短，需要定期注射，同时需要佐剂（与抗原同时或预先注射，可非特异性增强或改变机体对抗原免疫应答的物质）来增强效力。

现在，全球范围内上市的新冠疫苗又增加了减毒疫苗、亚单位疫苗、病毒载体疫苗、病毒样颗粒疫苗等类别。

新冠疫苗的安全性很高。但除了可能出现一些轻微的副作用外，腺病毒载体疫苗还有可能产生血栓和血小板减少等罕见不良反应，一些国家曾暂停此类疫苗的接种。

另外，新冠病毒是核糖核酸（RNA）病毒，但不是逆转录 RNA 病毒，所以新冠病毒的基因不会被整合到人类染色体中。并且，mRNA 疫苗不会进入细胞核，也就没有机会被整合到人的基因组里。因此，接种 mRNA 疫苗不可能变成转基因人，也不用担心基因突变。

新冠病毒变异快、毒力强，一旦蔓延不可收拾。只有更多的人接种疫苗后得到保护，病毒传播力才会下降，这是在和时间赛跑。因此，世界各国都在抓紧推进疫苗接种，而且效果显著。

2. 关于未来走向

目前的共识是，新冠病毒从地球上彻底消失已不可能，今后几年它仍将继续在全球部分人群中传播。但是，无法彻底消灭它并不意味着死亡、病痛或社交疏远会如大流行期间。

疫情未来走向主要取决于人们从感染或疫苗接种中获得的免疫力，以及新冠病毒如何演变。流感病毒和导致普通感冒的人冠状病毒就属于地方性流行，即使没有封锁、戴口罩和保持社交距离，这些病毒导致的季节性死亡和疾病也在整个社会的承受范围之内。

在 4 种地方性流行的人冠状病毒中，至少有 3 种病毒已在人群中传播数百年，有 2 种病毒导致约 15% 的呼吸道感染，但大部分儿童最早在 6 岁前就感染这 2 种病毒，而且第一次感染症状均相对较轻，然后就对这些病毒产生免疫力。人体对新冠病毒的免疫力或许也是如此。

1918 年的流感大流行夺去了 5000 万人生命，那场疫情是由一种源自禽类的甲型流感病毒所致。后来的流感大流行基本都是这个病毒的后代惹的祸。这些后代在全球传染，每年感染几百万人。当年的流感大流行是因为人类遭遇到了一种新病毒，当大流行变成季节性流行后，大多数人都对它产生了免疫力。如此说来，新冠病毒也可能像流感一样在每年呈季节性流行。

如果新冠病毒成为地方性流行，最有可能导致其在人群中继续传播的因素包括病毒的免疫逃逸、人体免疫力减弱和动物宿主。其中，许多得到控制的疾病之所以不能根治，就在于它们以昆虫等动物作为宿主，让病原体有重新感染人类的机会，包括黄热病和埃博拉等。新冠病毒可以感染猫、兔、仓鼠和水貂等多种动物，如果该病毒在某个野生动物种群中形成了传播链，就能重新回到人类。在人类历史上，当人畜共患病在疾病传播中起重要作用时，就不会彻底从地球上消失。

所以，在新冠病毒德尔塔、拉姆达、奥密克戎等变异毒株继续肆虐全球的当下，我们还是要做好以下准备。

①新冠疫苗必须迅速打起来。这个道理很简单：打完疫苗即使感染了，出现的症状也跟流感差不多，基本不用住院，此乃上上策，何乐而不为。让我们大家共同努力，加快实现群体免疫。

②个人防护措施仍很关键。坚持戴口罩、勤洗手、常通风、用公筷、分餐制。

③一旦出现发热、干咳、乏力、鼻塞、流涕、咽痛、嗅觉和味觉减退、结膜炎、肌痛、腹泻等症状，应及时就诊。

3. 关于新冠病毒结构

下面让我们了解一下新冠病毒的结构。本质上，新冠病毒像其他病毒一样，无细胞结构，属于冠状病毒，只是人类过去从未遇到过，所以叫作新型冠状病毒。

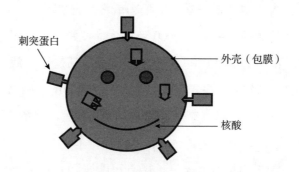

■ **新冠病毒结构示意图**

说明： 新冠病毒无细胞结构，由负责繁殖后代的遗传物质核酸和保护遗传物质的蛋白质外壳（包膜）组成。因其外壳像一顶皇冠而得名。外壳上有刺突蛋白，是结合人体细胞上相应受体的罪魁祸首。图中一双邪恶的眼睛象征着新冠病毒正窥视着人类，也预示着狡猾的敌人正在与人类进行一场相爱相杀的永恒对决。

口服抗新冠病毒药物莫诺拉韦等已获批上市，用于治疗新型冠状病毒肺炎患者。从 2023 年 1 月 8 日起，我国对该传染病的管理从"乙类甲管"调整为"乙类乙管"。有理由相信，这一前所未有的、狡猾的"敌人"终将被我们制服！

（二）"马赛克"疫苗：艾滋病终结有希望

HIV 病毒（又称"艾滋病病毒"）为一种 RNA 病毒，基因突变的频率非常高，不同国家和地区流行的毒株各不相同。因此，研制能应对高度变异和能靶向多种 HIV 亚型的疫苗遇到极大挑战。

马赛克原指用镶嵌方式拼接而成的细致装饰，通常使用瓷砖、玻璃、小石子和大理石等作为有色嵌片，用于墙面或地面的图案表现。"马赛克"疫苗则是用镶嵌方式进行疫苗设计。不同的 HIV 都有自己"独特"的基因序列，免疫系统根据这些基因序列能识别不同的 HIV。这些特征性序列就成为艾滋病疫苗设计图中的小石子、玻璃或瓷砖，将这些基因序列精巧地拼接起来，就构成了一个具有多种 HIV 特征的全新基因，这就是"马赛克"基因。将这些基因装载到腺病毒等载体上，就成了"马赛克"疫苗，也称"嵌合式"疫苗。它有如下特点。

①由于"马赛克"疫苗中包含了多种 HIV 的基因片段，能覆盖全球大多数 HIV 毒株，其最大优势就是能诱导机体产生针对多种 HIV 毒株的免疫反应，增强机体识别不同 HIV 毒株的能力，有利于应对 HIV 的高度变异。

②"马赛克"疫苗除了诱导机体产生体液免疫外，还能诱导细胞免疫，增强 T 细胞免疫反应等。

目前，"马赛克"疫苗正在进行临床研究，研制近 40 年、失败上百次的 HIV 疫苗真正上市造福人类已不再遥远。疫苗最终能成为艾滋病的终结者吗？答案是肯定的。

（三）通用流感疫苗：交叉保护有保障

由于病毒的变异或重组等，现有疫苗与新毒株抗原性如不匹配，就需要筛选新的疫苗株，这个过程耗时费力，且几乎每隔一段时间就需要更新疫苗。因此，具有交叉保护效果的通用疫苗已成为疫苗研发领域的一个热点。

由于每年流感病毒不同，WHO 每年都要预测来年的病毒种类，才能预先准备适当种类的流感疫苗。预测对的时候，疫苗的预防效果极佳；预测不吻合时，则效果不好，得流感的人很多。2017—2018 年冬季，因WHO 预测与实际流行的种类不相吻合，打疫苗的预防效果只有 30% 左右，因此急诊室的流感病人超多。预测不吻合的情形经常发生，并不是预测的技术问题，而是流感病毒实在是太善变了，每个季节都在变，毫无规律可循。

现行的流感疫苗针对的主要是流感病毒血凝素的头部结构域，这个部分的特异性很强，因此成为抗体识别毒株的关键。但头部结构域的可变性也非常高，这就使得它更容易通过突变逃离抗体的捕杀。与头部结构域相比，血凝素的茎域更加保守，针对茎域的抗体可广泛中和多种流感病毒，这就找到了一个相对保守且变化较少的"靶子"，也是设计通用流感疫苗的基础，更是以不变应万变的策略。

这种基于嵌合血凝素的通用流感疫苗经鼻制剂正在临床研究中，希望不久的将来人类能享用这一智慧结晶。

（四）新型登革热疫苗：有望让人更放心

登革热是由登革病毒引起的传染病，通过蚊虫叮咬传播，每年约有 4 亿人感染，约 2 万人死亡。迄今尚未有任何针对性治疗药物，预防接种也无安全有效的疫苗。研制进展缓慢的主要原因是登革病毒有 4 种类型，只针对单一类型效果不佳，而且有增加另一类型感染的风险。因此，科学家们一直在研发对 4 种类型病毒都有效的疫苗。

2015 年上市的四合一减毒活疫苗有一定的免疫效果，但减毒株稳定性差，又有可能引起严重不良反应而使接种者得重症概率增加。据报道，该疫苗可能引起未曾暴露过登革病毒的接种者产生患严重登革的风险。也就是说，此疫苗可能使先前未感染者的结局恶化。

采用基因技术制备非结构蛋白亚单位疫苗或基因工程疫苗等可望获得满意的免疫效果，且安全性更让人放心。科学家们正在努力研制中。

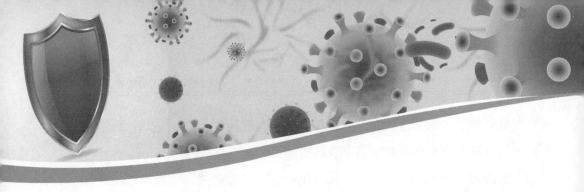

第三章　癌症免疫治疗
——从谈癌色变到治愈之美

　　癌症一直是威胁人类健康的主要敌人。人体凭借免疫监视功能时刻保护着机体免受癌细胞的攻击，一旦这一功能减弱，癌症就有可能发生和发展。

　　其实，早在 1893 年，科利就用注射细菌以毒攻毒的方法来治疗癌症，并在 1949 年提出这一疗法的机制是刺激免疫系统这一当时十分超前的理论，为癌症免疫治疗奠定了基础。10 年后的 1959 年，又有科学家在《自然》杂志上报道卡介苗（结核分枝杆菌提取物，由卡氏和介氏发明）可治疗膀胱癌，从而开启了现代癌症免疫治疗的时代。可以说，人类一直在探寻癌症免疫治疗的最佳途径，但进展一直比较缓慢。

　　正常情况下，免疫系统可以识别并清除癌症微环境中的癌细胞。但为了生存和生长，癌细胞可能采用不同策略使人体的免疫系统受到抑制，使之不能正常杀灭癌细胞。随着人们对癌细胞逃逸免疫机制认识的不断深入，癌症免疫治疗取得重大进展，表现在免疫检查点抑制剂突破黑色素瘤的瓶颈，嵌合抗原受体 T 细胞疗法突破急性淋巴细胞白血病的瓶颈，许多患者成为"超级幸存者"（长期存活超过 10 年，且身体健康，体内查不出癌细胞）。如今，把多数黑色素瘤变成慢性病并治愈部分患者，已成为非常现实的目标。人们不再对癌症谈之色变或把它始终看作是不治之症，而是对把癌症变成慢性病或彻底治愈癌症充满着无限期待！

　　癌症到底是怎么回事？人类与癌症到底是如何较量的？免疫治疗为什

么一直效果不佳？近年来免疫疗法到底发生了哪些革命性变化？癌症免疫细胞基因治疗的愿景如何？敬请阅读本章内容。

第一节　概　述

（一）什么是癌症

癌症是异常生长的细胞群（通常来源于一个细胞）。这些细胞失去了正常的调控机制，不断地生长、侵袭和破坏正常的邻近组织，并能向远处部位转移，还能促进新血管的生长，使癌细胞从中获取营养。

通常，体内的新细胞只会替代已经死亡或过度衰老的细胞，每个新细胞的外观和功能都与其母细胞一样。癌细胞则与正常细胞在许多方面有所不同，它们有如下特点：①快速倍增。②即使所有器官组织不需要更多的细胞，它们仍然继续倍增。③看起来异常，通常无法正常行使功能。④不一直待在所属的部位，会侵入附近的器官组织或扩散到身体的远处。

待在所属部位的癌症称为原发癌，不待在所属部位者称为转移癌。

当医生谈论癌症的"分期"（Ⅰ期、Ⅱ期、Ⅲ期或Ⅳ期）时，是在描述癌症的大小及癌症是否扩散和扩散的位置。

癌症如果在危险的部位（如脑、骨髓和肺）阻抑重要的身体功能或癌细胞释放出的物质干扰其他器官组织的功能时，可能致命。

癌症几乎可以从任何细胞发展而来，包括血液、骨髓和其他器官组织中的细胞。每种类型的癌症都不同，具体取决于其起源的细胞类型。

癌症由其起源的器官组织命名，但这种传统的命名方式正在被打破。血液中的癌症俗称血癌，也就是白血病，主要特点是在血液中出现未成熟的白细胞，为恶性非实体瘤，与恶性实体瘤不同。恶性实体瘤会在器官组织中形成边界不清的癌肿，如常见的肝癌和肺癌等。

据统计，在男性中最常见的癌症按照最常见到最不常见的顺序可排列为（前五）：前列腺癌、肺癌、结直肠癌、膀胱癌和肾癌。在女性中则为乳腺癌、肺癌、结直肠癌、宫颈癌和甲状腺癌。需要知道的是，皮肤癌可能是最常见的，但由于并非所有类型的皮肤癌都有准确的统计，因此未包括在上述最常见的癌症中。

免疫系统通常会发现癌细胞，并在癌肿增大或扩散前将其摧毁。但是，即使免疫系统良好运作有时也无法找到并清除所有癌细胞。

癌症在免疫功能减弱或免疫系统有问题的人群中更容易扩散，这些人群包括艾滋病患者、使用免疫抑制剂的人、60 岁以上人群。

（二）癌症如何开始，又如何扩散

恶变是正常细胞发展成癌细胞的复杂过程，主要包括以下几个步骤。

1. 启动

癌症的第一步是启动，也就是细胞基因物质的变化（突变）启动了细胞的癌变。细胞的基因物质改变可以自发出现，或由导致癌症的物质（致癌物）引起。

致癌物包括许多化学品、烟草、病毒、放射线和日光等。但是，并不是所有细胞对致癌物有同样的易感性。细胞中遗传的或获得的基因缺陷可以使人体更易得癌症，即使是慢性刺激也可使细胞对致癌物更加敏感。

2. 促动

促动剂可以是环境中的物质或一些药物（如巴比妥类催眠药）。与致癌物不同，促动剂本身不会导致癌症，可使潜在易感细胞具有癌变性，对无潜在易感的细胞无效。一般情况下，引起癌症需要多个因素，通常是易感细胞和致癌物共同作用所致。

有些致癌物致癌性很强，不需要促动剂便能引起癌症。

3. 扩散

癌症可直接长入周围组织，或扩散至邻近或远处器官组织。癌症可通过淋巴系统扩散，这是癌扩散的典型方式。例如，乳腺癌常先转移至邻近淋巴结，再转移至远处部位。癌症也可通过血流途径扩散，这也是肉瘤扩散的典型方式。

（三）癌症的风险因素有哪些

许多因素都可增加癌症风险，但并不是所有暴露于致癌物或存在其他危险因素的人都会发生癌症。

1. 家族史

有些家庭患某种（些）癌症的风险明显较高，有时是由多个基因相互作用引发的。家庭共同的环境因素可能会改变基因的相互作用并导致癌症。

2. 基因和染色体

多余的或异常的染色体会增加患癌症的风险。普遍认为，关键基因的变异可导致癌症的发生。

癌症基因的两个主要类型是原癌基因和抑癌基因。原癌基因是基因的变异形式，正常状态下调节细胞的生长。正常基因向原癌基因的转变过程尚不完全清楚，但可能有许多因素的作用，包括化学品、X 射线、日光、药物、病毒等，以及工作场所、空气或烟草烟气中的毒素等。此时，一些原癌基因不适当地发出信号，使细胞以不受控的方式增殖，导致癌症。在某些家族中，这些不正常的原癌基因是可遗传的。

抑癌基因通常通过编码修复受损 DNA 或抑制癌细胞生长的蛋白质来阻抑癌症的进展。当 DNA 损伤时，很可能减弱抑癌基因的功能，使突变的癌细胞不断分裂。

3. 年龄

某些癌症，如神经母细胞瘤几乎只发生于儿童中，原因尚不完全清楚，可能由于遗传变异或胎儿发育过程中的变异所致。尽管如此，大多数癌症好发于老年人，超过一半的癌症发生于 65 岁以上人群中，这可能与接触致癌物的时间和概率增加及身体免疫功能减弱有关。

4. 饮食

所吃的食物可能增加患癌风险。例如，高脂饮食（主要是动物脂肪含量高）和肥胖本身与结直肠癌和乳腺癌甚至前列腺癌的风险增加有关；大量饮酒的人患头颈部癌和食管癌的风险要高得多；进食大量烟熏、腌制食物或烤肉会增加患消化道癌的风险。

鉴于不同的研究有不同的结论，目前尚不确定是否有其他食物会增加患癌症的风险。

5. 环境因素

很多环境因素都可以增加患癌症的风险。烟草烟气含有多种致癌物，会大幅增加肺癌、口腔癌、喉癌、食管癌、肾癌和膀胱癌的风险；空气或水中的污染物（如石棉和工业废弃物）可致癌或可疑致癌；接触农药与患某些类型的癌症（如白血病）风险升高相关；接触化学品与发展成癌症之间的时间间隔可能是很多年；接触辐射是发生癌症的一个风险因素；过度暴露于紫外线（主要是日光）会导致癌症；电离辐射尤其具有致癌性，尤其是一些使用高剂量 X 射线进行检查的人患癌的风险增加（包括计算机断层扫描，即 CT）。

癌症的风险根据人们生活在何处而变动，受地理差异的影响较大，目前通常认为是环境、遗传和饮食等共同作用的结果。

6. 药物因素

化疗、药物和放射治疗（简称"放疗"）可能增加患第二种癌症的风险。

7. 感染

已知有几种病毒（如人乳头瘤病毒（HPV）、乙肝或丙肝病毒、HIV）在人类中致癌，而有几种病毒可疑致癌；某些细菌（如幽门螺杆菌）也可致癌；某些寄生虫（如血吸虫）也与某些癌症相关。

8. 自身免疫力和慢性炎症

自身免疫力衰退被认为是癌症发生的重要原因。免疫力低下容易发生癌症是不争的事实。

某些炎症性疾病（如溃疡性结肠炎和慢性肝炎）属于某些器官组织的慢性炎症，可增加患癌风险。笔者的研究提示，慢性肝炎向肝癌转变过程中甲胎蛋白（一种诊断肝癌的生物标志物）起着重要作用，可能成为肝癌化学预防的靶点。

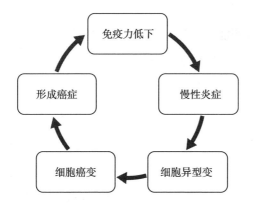

■ 自身免疫力和慢性炎症与癌症之间的关系示意图

自身免疫力和慢性炎症与癌症之间的关系可总结为：自身免疫力低下→慢性炎症→细胞突变→癌症发生、发展→免疫力进一步下降→癌细胞形成癌肿→免疫力越来越差→癌症进展、转移→免疫系统全面崩溃→身体被彻底击垮。这是一个恶性循环，打破它需要从源头抓起，全面提升自身免疫力，并维持免疫力的均衡。

（四）可以做些什么来预防癌症

虽然没有办法可以保证一个人永远不会得癌症，但有些措施可以降低某些癌症发生的风险，这些措施包括：①不要吸烟，并避免处于二手烟环境，也不用无烟烟草（鼻烟或嚼烟）。②不要过度饮酒。③避免长时间暴露在阳光下（尤其是在中午）。④工作时要小心，以免接触可能致癌的化学物质。

接种疫苗可预防由某些病毒引起的癌症，例如：①HPV 疫苗可预防宫颈癌、外阴癌、肛门癌。②乙肝病毒疫苗可预防肝癌。

其他可以降低癌症风险的因素，包括：①阿司匹林可降低患结肠癌风险。②去除结肠息肉（癌前病变）有助于预防结肠癌。

用于早期发现癌症的筛查并不是真正的预防，但尽早开始癌症筛查治疗效果更好。常用的筛查如乳腺 X 光片筛查女性乳腺癌、巴氏检测筛查宫颈癌、结肠镜检查筛查结肠癌。

目前不确定饮食和体育活动是否能免患癌症，但可能会有所帮助，以下做法有好处：①吃低脂（主要指动物脂肪含量低）食物。②限制食用加工肉制品。③多吃水果和蔬菜。④多吃全谷食物。⑤适量体育活动。⑥保持体重在正常水平。⑦适当服用膳食补充剂，如维生素 D、叶酸和钙。

可能有抗癌作用的食物：西兰花和其他十字花科蔬菜（如卷心菜和白萝卜）、芦笋、蓝莓、苹果、胡萝卜、花菜、芥蓝、樱桃、南瓜、菠菜、蔓越莓、豆类（如扁豆和豌豆）、亚麻籽、柚子、大蒜、葡萄、羽衣甘蓝、橘子、树莓、大豆（如豆浆、豆奶和豆腐）、草莓、各种茶类、西红柿、核桃、全谷食物。

（五）癌症的警示信号有哪些

　　某些信号可能警示要发生癌症。大多数情况下，有下列信号的人没有癌症。但及早发现癌症，则更可能治愈。因此，如果出现以下警示信号务必咨询医生：没有已知原因的体重减轻、疲倦和乏力、盗汗、不饿或进食减少（食欲缺乏）、不能消退的新发疼痛、反复感到胃部不适（恶心或呕吐）、尿液或大便中带血、最近大便习惯改变或粪便变化（太硬或太稀）、反复发热、皮肤上的赘合物或斑点大小或颜色发生变化、不愈合的溃疡、大于正常的淋巴结（尤其腋下或脖子上）、持续咳嗽、乳腺内肿块。

（六）癌症的症状有哪些

　　有些癌症在早期就表现出症状，有些起初不表现出任何症状，有些只在长得很大后才表现出症状。具体症状因癌症的类型不同而异，主要包括：①疼痛；②出血或血栓；③体重减轻或感到无力；④肌无力或感觉产生变化；⑤脑部症状，包括头晕头痛、意识模糊、癫痫、说话困难等；⑥肺部症状，包括呼吸困难、咳嗽、肺炎等；⑦发热；⑧食欲缺乏；⑨皮肤瘙痒或潮红；⑩淋巴结肿大。

（七）如何诊断癌症

　　1. 症状

　　如上所述。

　　2. 癌症筛查

　　在症状出现之前可进行癌症筛查。不同的癌症会使用不同的筛查方法。某些筛查是相对可靠的，如结肠癌的常规筛查是检查粪便中肉眼不能看到的血液（潜血），也可以做肠镜和 CT 结肠成像等；巴氏检测用于宫颈癌筛查。

生物标志物（也称生物标记物，是指可以标记人体结构或功能改变或可能发生改变的物质）常用于癌症筛查，如前列腺特异抗原（**PSA**）用于筛查前列腺癌，甲胎蛋白用于筛查肝癌。

一些筛查可能挽救生命，但筛查结果为阳性或超出正常范围只是说明患癌风险高，要证实或否定筛查结果通常需要做进一步检查。如果筛查的结果是宫颈糜烂、乳腺增生、慢性浅表性胃炎等，大多只需做进一步诊断，而无须特殊的治疗、处理。

3. 确诊检查

如果怀疑癌症，通常需要去医院进行体内影像学检查（如 **X** 射线、超声、**CT** 或磁共振成像扫描）。具体采用哪种（些）影像学检查，取决于癌症类型。为了确诊，有时需要做活检（取癌症病灶或癌症病灶周围组织标本在显微镜下观察）。通过检测血液或组织内生物标志物水平，可提供支持或推翻癌症诊断的额外证据。

当确诊时，还会通过检查活检期间获得的标本等来确定癌症分期，包括临床分期和病理分期，以选择最佳治疗方案。

（八）如何治疗癌症

癌症治疗的主要目标是消除癌细胞，这可通过一种治疗或联合治疗来实现。如果不能消除癌细胞，也会尝试使它缩小，减轻症状，以提高患者的生活质量。

癌症治疗有"三板斧"，也就是可以采用手术、放疗和药物来治疗癌症。手术治疗是切除癌症病灶，最好是干净、彻底地切除体内生长出来的坏东西。放疗是对癌症病灶施加高能量放射线照射，将局部癌症病灶烧灼或消融掉。传统的药物治疗是化疗，是用化学药物对全身的癌症病灶和游走的癌细胞进行"地毯式轰炸"。胥彬因对此作出巨大贡献而被誉为中国癌症化疗之父。现在药物治疗又发展为靶向药物治疗、免疫（药物）治疗及基因（药物）治疗。但患者的苦难经历已经证明，无论哪种单一疗法的治疗效果都是有限的，综合治疗仍是上上策。

癌症最佳治疗方式（称为治疗方案，包括最佳治疗人群、最佳治疗时机、最佳治疗组合等）取决于多种因素综合考量的结果，这些因素主要包括：①治愈机会：癌症消失，不会复发。②不可能治愈时生存时间最长和生活质量最高的机会（可能性）。③治疗能减轻症状的程度。④治疗的不良反应。⑤患者的治疗愿望。

在治疗期间，可能需做以下检查来判断治疗的效果：①做扫描（如CT）查看癌症是否缩小。②做血液检测，如检测某些癌症的生物标志物等。

治疗的效果通常可分为：①治愈。这是最成功的结局，意味着所有症状的证据消失，经过长时间（5年或以上）观察后不再复发。②完全缓解。癌症完全消失。③部分缓解。癌症缩小到其先前尺寸的一半以下。④疾病稳定。癌症既没有缓解，又没有进展。⑤复发。癌症完全消失，但之后又出现。

考察与评价疗效如何，还有以下指标：①无病生存期：指癌症完全消失至再次出现（复发）的时间间隔。②无进展生存期：从治疗开始到癌症进展的时间。③总生存期：指从癌症诊断到死亡的时间间隔。

（九）癌症药物治疗的3个发展阶段

1. 化疗阶段

理想的化疗药物只杀伤癌细胞而不损伤正常细胞，但大多数化疗药物不具备这样的选择性。通常情况下，基于药物影响细胞的生长能力，常将药物设计成对癌细胞破坏性比正常细胞大。

癌细胞的特点是不能控制地快速生长。由于正常细胞也需要生长，而且有些细胞生长很快（如骨髓细胞和口腔、肠道黏膜细胞），所以，几乎所有的化疗药物都会影响正常细胞而产生各种不良反应。

化疗并不是对所有的癌症都有效。癌症的类型决定了应用哪种药物和哪种联合方案，以及应使用多大剂量等。

化疗可以作为单一的治疗方案，也可联合放疗和（或）手术。可以用单一的化疗药物，也可以同时给予几种化疗药物（联合化疗）。大剂量化疗通常用于治疗那些标准剂量治疗后复发的患者，但对骨髓可能导致致命性损伤。

有时在使用某种化疗药物一段时间后，癌细胞会对其产生耐药性，化疗无法再杀死它们。此时可能需要尝试不同的药物或不同的疗法。

化疗的不良反应常见的有：①恶心和呕吐。②血细胞（红细胞、白细胞和血小板等）计数低。因此，可能出现贫血，并增加出血和感染的风险。③不孕。④器官组织损伤和产生其他癌症（如白血病）。⑤抑郁，可以是癌症化疗或癌症本身所致。⑥其他，如炎症和溃疡、感觉异常、食欲缺乏、腹泻、脱发、体重减轻、乏力或疲劳。

特别强调，在靶向治疗和免疫治疗取得令人瞩目的成就之后，放疗、化疗并没有被淘汰。放疗、化疗作为癌症的传统治疗手段，其在某些癌症的根治性治疗和配合手术进行辅助（或新辅助）治疗等方面仍具有不可替代的作用，同时在联合靶向药物或免疫治疗后具有协同抗癌效果。所以，放疗、化疗目前还不能被取代。在精准治疗的当下，应根据患者具体的癌症种类、分期、基因突变、免疫指标等情况制定个体化治疗方案，以达到患者最大获益的目的。

另外，人们一听到化疗这个词就感到恐惧和害怕，因为细胞毒性药物在杀伤癌细胞的同时也会损伤人体的免疫系统。其实，已有研究表明，恰当地使用化疗还能激活人体免疫系统来帮助对抗癌症。笔者用环磷酰胺（一种细胞毒药物）制备不同免疫状态的研究模型显示，致敏前数日给予超适剂量的药物可导致免疫增强，这是因为药物在此条件下选择性杀伤调节性 T 细胞。

2. 靶向治疗阶段

减轻药物毒性和增加有效性的一种新途径是使用分子靶向药物，这些药物通过攻击癌细胞生存和生长的特定（信号）通路和过程杀死癌细胞。第一个这样的药物是伊马替尼，对慢性粒细胞性白血病和某些消化道癌症有很好的疗效。厄洛替尼和吉非替尼靶向位于非小细胞肺癌癌细胞表面的受体发挥治疗作用。已证实靶向药物对许多其他癌症也有效，包括乳腺癌和肾癌等。

靶向药物常见的不良反应与传统化疗药相似，但通常较轻或较少见。

3. 免疫治疗阶段

免疫疗法是一种利用自身免疫系统来抵御癌症的治疗方法，其目的是帮助癌症患者纠正抗癌免疫功能的低能和失能，促进免疫功能恢复到正常状态或平衡状态来与癌细胞抗争，刺激机体能继续与不断产生的癌细胞进行博弈并控制它们。

细胞癌变时，免疫系统常可识别其为异己，并在其复制或扩散前摧毁它们。癌细胞可能完全被清除，这种情况下癌症不会出现。这些都是身体对癌症的免疫监视机制在起作用。某些癌症容易发生在免疫功能改变或受损的人群中，如艾滋病患者、接受免疫抑制剂的人、患有某些自身免疫病的人及老年人，这也说明免疫系统对癌症治疗很重要。

但是，即使是完全正常的免疫系统也不能破坏所有的癌细胞。此外，一旦癌细胞复制并形成一个癌症病灶，身体的免疫系统就不可能彻底破坏它。这也是需要外源性使用影响免疫功能的药物治疗癌症的道理，更是治愈癌症的希望所在。

例如，当细胞癌变时，免疫系统不熟悉的新抗原出现在癌细胞表面。

免疫系统可以辨识出这些新抗原，并将这些新抗原视为异物而在病症形成前吞噬或破坏它。由此种癌细胞新抗原制备的疫苗则可能通过刺激免疫系统而预防或治疗癌症。

再如，癌细胞通过产生一种或多种检查点蛋白质逃过免疫系统的监视和攻击。免疫检查点抑制剂可阻断上述信号通路并激活免疫系统来攻击癌细胞。

还有，可以使用来自患者自身免疫系统的细胞，在体外增殖后将其回输给患者。还可以使用已知如何攻击癌症的细胞，有时也会对免疫细胞进行基因修饰以使其更有效。

（十）癌症免疫治疗：困境中的希望

免疫疗法通过刺激机体的免疫系统来对抗癌症，这些治疗针对癌细胞的基因特征。癌细胞的基因特征不取决于癌症发生于体内的哪个器官组织，因此，这些药物可能对许多类型的癌症有效。

可以使用几种不同类型的免疫疗法来刺激免疫系统，这个癌症治疗方式正在被深入研究，有些突破性进展让人们对根治癌症充满信心。

1. 免疫增强剂或免疫调节剂

免疫增强剂或免疫调节剂能提高免疫系统发现和破坏癌细胞的能力。其中，白介素和干扰素最受关注。

（1）白介素

白介素有很多种，是活化的免疫细胞产生的化学信使。在癌症治疗方面，常用 IL-2，其可帮助治疗转移性黑色素瘤，并可能对治疗肾癌有益。

（2）干扰素

干扰素也有多种类型，是最广泛应用的免疫调节剂。通过生物技术制备的干扰素在治疗几种癌症（如黑色素瘤）方面有一定的效果，尽管确切的作用机制还不完全清楚。

2. 抗体

抗体可针对癌细胞表面的特殊蛋白质发挥治疗作用。例如，曲妥珠抗体针对乳腺癌患者癌细胞表面的人表皮生长因子受体 2（HER2），还能增强化疗药物的作用。再如，吉妥抗体是抗体与药物的组合（称为抗体偶联药物或抗体药物偶联物），对急性髓样白血病有效。

还有，称为免疫检查点抑制剂的抗体利用免疫检查点的抑制来刺激人体的抗癌免疫。主要包括针对杀伤性 T 细胞抗原 4（CTLA-4）的抗体、针对程序性死亡受体 1（PD-1）和程序性死亡配体 1（PD-L1）的诸多抗体。

以上这些抗体可以单独使用或与其他抗癌药物联合使用。

3. 免疫细胞基因疗法

由于基因的变化（突变）可能导致癌症，科学家们正寻找操纵基因的方法来对抗癌症。

目前较为成熟的是对 T 细胞进行基因修饰。先从患者血液中提取 T 细胞，并对其进行基因修饰，以识别该患者的特定癌症。当经修饰的 T 细胞（称为嵌合抗原受体 T 细胞，CAR-T）回输入人体血液中时，它们会攻击癌细胞。目前已有多款产品可用，相关技术还在优化。

4. 疫苗

疫苗可促进身体产生抗体或活化免疫细胞来攻击癌症。例如，已经弱化的结核分枝杆菌提取物（卡介苗）可提高免疫反应，把它注入膀胱可有效预防膀胱癌复发。

5. 干细胞移植

干细胞是能转变成许多不同类型细胞的非特异性细胞，骨髓中的干细胞是所有不同类型血细胞的来源。高剂量的化疗药物或放疗可杀死癌细胞，但常常也会杀死患者的干细胞，从而阻止骨髓产生正常血细胞。

干细胞移植（包括自体移植和同种异体移植）是用供者的正常干细胞

替代被杀死的干细胞，配合高剂量化疗或放疗有助于治疗癌症。

看到这里，大家一定会问，免疫药应该早用，还是应该作为最后的救命稻草？答案已经很清楚：在有条件的情况下，免疫疗法不应该留到最后，早用更好。这是因为免疫药物起效需要一个健康的免疫系统，大数据显示先用免疫疗法的患者总生存期更长；患者身体状态越佳，治疗效果越好。所以，免疫疗法还是要尽可能早用。

（十一）过去50年抗癌里程碑事件

1. 20世纪70年代：联合化疗治疗癌症

20世纪70年代为第一次治癌革命，人们认识到癌细胞失控生长，诞生和发展了手术、化疗和放疗方法。

多柔比星、博来霉素、长春碱和达卡巴嗪联合使用被证明可治愈约70%的晚期霍奇金淋巴瘤患者，顺铂、长春碱和博来霉素联合使用可治愈70%的晚期睾丸癌患者（所有阶段的睾丸癌现今总治愈率已达惊人的95%）。

2. 20世纪80年代：癌症生物学革命开启

在这一年代，分离出第一个原癌基因、发现第一个抑癌基因，并认识到癌症由正常细胞突变导致，为后续癌症生物学革命书写了极好的开端。

首个可预防癌症的疫苗——乙肝疫苗于1981年获批上市。

3. 20世纪90年代：首个靶向药物上市

1997年，首个分子靶向药物利妥昔抗体获批治疗B细胞非霍奇金淋巴瘤。两年后，首个乳腺癌靶向药物曲妥珠抗体获批。如今，大约已有近百种靶向药物可用于治疗具有特定基因改变的癌症。

此阶段，预防放疗和化疗引起呕吐的药物恩丹西酮获批，乳腺癌高危女性迎来他莫昔芬预防选择。后来，雷洛昔芬和另两款芳香酶抑制剂依西美坦和阿那曲唑也相继获批用来预防乳腺癌。

4. 21 世纪 00 年代：肺癌迎来靶向疗法

2003 年，靶向表皮生长因子受体突变的吉非替尼和厄洛替尼获批治疗非小细胞肺癌。另一款大放异彩的靶向药物伊马替尼获批用于治疗慢性粒细胞性白血病和胃肠道间质瘤。此间，首款 HPV 疫苗获批用于预防宫颈癌，让人类首次有机会消灭一种癌症。

从 20 世纪 80 年代到 21 世纪 00 年代这 30 年，属于人类历史上第二次治癌革命，此期间认识到基因突变导致癌症，诞生并发展了靶向疗法。

5. 21 世纪 10 年代：迈入免疫治疗和基因治疗

基于癌症基因组学而非生长部位的"不限癌种"疗法获批，树立了又一座精准癌症治疗的里程碑。

2014 年，免疫检查点抑制剂帕博利珠抗体和纳武利尤抗体获批用于治疗黑色素瘤。通过阻断 PD-1 途径，这两款药物可松开免疫系统的"刹车"，发挥免疫系统的威力，攻击癌细胞。随后，这两款药物还斩获了包括肺癌、肝癌、食管癌和胃癌等二十多个适应证。相关长期生存数据也证实这一疗法对患者生活质量与生存时间有明显影响。

2017 年，免疫细胞疗法与基因疗法相结合创立的 CAR-T 疗法获批治疗急性淋巴细胞白血病等，成为人类历史上批准的第一批免疫细胞基因治疗活体药物，并表现出惊人的长期疗效。

21 世纪 10 年代属于人类第三次治癌革命，人们认识到癌细胞免疫逃逸，诞生并发展了免疫疗法和基因疗法。治愈癌症或让癌症变成慢性病已不再是梦！

值得一提的是，过去 50 年，几乎所有这些抗癌进展都是严格进行临床研究而推动的，这离不开成千上万癌症患者的参与。期望广大癌症患者继续参与和支持这些临床研究，以为人类提供更多、更好的癌症防治选择。

（十二）未来 10 年癌症研究与应用展望

对于越来越多的癌症患者来说，治愈癌症或把癌症变成慢性病已变得可以实现。多学科知识不断被整合到癌症研究中，并应用于癌症的诊断和防治。最大限度增效减毒的个体化精准治疗正在为人类抗击癌症描绘更加美好的蓝图。

以下是对未来 10 年癌症研究与应用的一些预测：①个体化癌症风险预测和多基因风险评分。②改善癌症早期诊断的影像学手段和生物标志物。③通用型 CAR-T 等免疫细胞基因疗法在恶性实体瘤中的应用。④新的介入技术（即在影像设备的引导下，将精密器械引入人体，对体内癌症病灶进行诊断和局部治疗）。⑤预测癌症进展、疗效和预后的生物标志物。⑥液体活检（与标准组织活检相比，将标本由相关组织延伸至血液和体液等液体）。⑦新一代治疗用癌症疫苗和全新作用机制抗癌药物（如蛋白质降解剂）获批上市。⑧进一步降低癌症生存者的风险，如减少第二种癌。

美国早年提出的抗癌登月计划，其中最主要的两个支撑点为精准的癌症基因检测与高效的免疫治疗技术。当下，免疫治疗技术百花齐放，研究内涵十分丰富，应用前景非常广阔，还有很多"金矿"有待挖掘。可以说，这是一个不可阻挡的趋势，而且这个趋势已经形成一个非常正向的暴发式前进洪流。所以，科学家也好，医生也罢，把其中某一点研究透了，都会给抗癌领域带来临床应用上的突破性进展。我们有理由相信，人类终将真正体验到癌症治愈之光！

第二节　为什么说度胺类是史上最不寻常的药物

沙利度胺作为第一个度胺类药物，从退市到"东山再起"后的"涅槃重生"，悲喜交加六十余年，如今不仅带动一系列度胺类抗癌药物的开发，还启发科学家们寻找新药研发的新路径，可谓是史上最不寻常的药物。

（一）度胺类如何成为最不寻常的药物

沙利度胺最初在 20 世纪 50 年代开发出来，作为妊娠反应（恶心呕吐等）的治疗药物，后由于致畸、致残的严重后果而退市。

事情的经过是这样的：沙利度胺最早由德国一家药厂开发，于 1957 年首次被用作处方药。研究人员发现它能在妊娠期控制精神紧张，防止孕妇恶心呕吐，并有安眠作用，故被称为"反应停"。

到了 1959 年，德国各地出生许多手脚异常（手脚比正常人短或根本没有手脚）的畸形婴儿。经过调查，畸形的原因与服用该药有关，这让人们大为震惊和极度愤怒。截至 1963 年，世界各地由于服用该药而诞生了 12 000 多名形状如海豹的婴儿，于是该药被禁用。

药物可以退市，但它给无数家庭带来的伤痛却是永无止境，不可逆转。因此，"反应停"成了人们最常被提及的一个代表邪恶的名字。后经媒体的进一步披露，人们发现，在该药上市前，有关监管机构并未仔细检测其可能产生的毒副作用。而美国因为监管机构坚持不予批准该药上市而免受其害。

人们不应该忘记"是药三分毒"。药物既给人类带来极大的益处，但也会给自己造成意想不到的伤害。对药物的盲目依赖和滥用已造成许多不应有的悲剧。

后来，因为对麻风结节性红斑有效，沙利度胺重新进入临床研究。早在 1965 年，一位以色列医生就发现沙利度胺对麻风病患者的自身免疫症状有治疗作用。20 世纪 80 年代后的一系列研究显示，沙利度胺能对免疫系统起调节作用，使麻风病人症状减轻。该药已在 1998 年被批准治疗麻风病。

进一步的研究发现，该药有免疫调节和抗血管生成等作用，这些发现启动了于 20 世纪 90 年代末开始的该药在癌症治疗方面的临床研究，直到 2006 年该药被批准治疗多发性骨髓瘤。最近，由于此类药物独特的化学结构又催生了科学家们对蛋白质降解剂的极大兴趣。可见，度胺类真的是药物发展史上最不寻常的神奇药物！

（二）度胺类是如何起抗癌作用的

这类药物的确切作用机制尚不明确。沙利度胺的对映体互变、自发转化成多种短期存在但难以鉴定的代谢物等，均使在体和离体作用机制研究难以进行。

1. 免疫调节和抗血管生成作用

目前，至少有 4 种不同但互补的作用机制来解释此类药物的抗癌活性。①直接对抗癌细胞增殖/促凋亡。②通过终止细胞与黏附分子的相互作用而间接抗癌。③通过抑制白介素 6 和肿瘤坏死因子产生、释放及信号通路而抗血管生成。④通过提高自然杀伤细胞和 T 细胞介导的细胞毒活性进行免疫调节。

2. 蛋白质降解作用

这是该类药物最新发现的抗癌机制。该类药物能利用泛素-蛋白酶体来诱导特定蛋白质的降解。

已知，E3 泛素连接酶能为需要降解的蛋白质加上泛素标签，把它们运送到蛋白酶体进行降解。度胺类能与 E3 泛素连接酶结合，改变酶与底物的结合特征，从而让新的底物被这一连接酶打上泛素标签，导致它们被降解。因此，该类药物实际上是蛋白质降解剂，能靶向与癌症相关的特定蛋白质，如 PD-1 或程序性死亡配体 1（PD-L1）等，促使其降解而发挥抗癌效果。

（三）蛋白质降解新机制及其意义

现在知道，度胺类药物其实就是 21 世纪初发现的蛋白质降解靶向嵌合体，英文简称 PROTAC。正常情况下，该嵌合体存在于人体中，是细胞内的"清洁工"，其生理功能是负责清理细胞内变性、变异或有害的蛋白质。

PROTAC 属于一种双功能小分子物质，类似一块跷跷板，一端是结合靶蛋白的配体，另一端是结合 E3 泛素连接酶的配体，中间是连接器，三者结合形成三元复合物（三联体），并依靠连接器把泛素标签贴到靶蛋白上。一旦靶蛋白打上泛素标签，就等于是靶蛋白收到了死亡判决书。如此，靶蛋白泛素化，随后靶蛋白以蛋白酶体依赖的方式被降解。

外源性的药物（如度胺类）作为外源性 PROTAC，是利用细胞自身蛋白质降解机制标记选定的靶蛋白，并触发其降解来治疗疾病（如癌症），被人们称为小分子大杀器。具体作用机制见下图，这是一种与传统小分子酶抑制剂甚至抗体截然不同的作用机制。该机制引起有关学者高度关注，并开拓了药物临床应用的重大方向。主要原因包括：①蛋白质降解剂不需要与靶蛋白的活性位点相结合，故可靶向小分子酶抑制剂不能靶向的蛋白质。②传统的小分子酶抑制剂需依靠与靶蛋白结合才能发挥作用，故需要药物保持足够的浓度才能维持抑制效果，而蛋白质降解剂是靠完成蛋白质降解的催化反应而达到抑制效果，在完成一个蛋白质靶点的降解后可与下一个蛋白质结合，而且对蛋白质功能的抑制效果在新的蛋白质合成出来之前不会消失。③蛋白质降解剂可用于靶向一些作为结构蛋白质导致疾病的靶点。通常，结构蛋白质的功能由于不涉及酶的活性，难以用小分子酶抑制剂靶向，而蛋白质降解剂可通过对靶蛋白的降解来破坏它们的结构和功能。④蛋白质降解剂不仅可用于抗癌，还有可能用于治疗神经退行性疾病

（如早老性痴呆）和炎症免疫性疾病等，应用前景十分广阔。

说明：PROTAC与靶蛋白和E3泛素连接酶形成三元复合物（三联体），随后将泛素转移到靶蛋白上，最后蛋白酶体识别多泛素化的靶蛋白并将其降解。

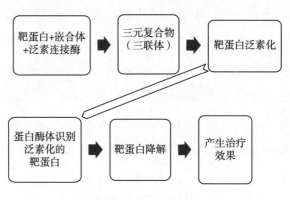

■ PROTAC作用机制示意图

（四）几种度胺类药物各有什么特点

1. 沙利度胺

沙利度胺用于治疗麻风结节性红斑和多发性骨髓瘤。由于其具有抗肿瘤坏死因子等作用，还可用于治疗克罗恩病和难治性类风湿关节炎等自身免疫病。治疗中可能出现镇静、疲乏、便秘或外周感觉神经异常等。此种外周感觉神经异常可能成为减少剂量或不连续治疗的因素。

2. 来那度胺

来那度胺用于治疗多发性骨髓瘤、骨髓异常增生综合征和慢性淋巴细胞白血病。它能直接抑制癌细胞生长，激活自然杀伤细胞和T细胞，抗血管生成，促进造血干细胞分化等。此药较少引起镇静、便秘和外周感觉神经异常等，但可抑制骨髓造血功能，导致白细胞和血小板减少等。

3. 泊马度胺

泊马度胺用于治疗多发性骨髓瘤。与沙利度胺和来那度胺相比，活性更强、治疗剂量更小、不良反应发生率更低，因而患者的依从性更高，对上述两药均难治的患者仍有明显疗效。最常见不良反应包括贫血、疲乏和虚弱、便秘或腹泻、中性粒细胞减少、恶心、上呼吸道感染、呼吸困难、背痛和发热等。此外，用药过程中要注意监测血常规和肝功能等。

第三节　PD-1/PD-L1 为何能成为当下抗癌"网红"

PD-1 与 PD-L1 构成 PD-1/PD-L1 信号通路，由于其抑制剂（抗体）在治疗癌症方面的重大突破而成为当下名副其实的抗癌"网红"。

（一）PD-1/PD-L1 信号通路及其抑制剂是如何发现的

1992 年，日本学者本庶佑发现 PD-1。他的研究表明，PD-1 是在 T 细胞表面表达的一种蛋白质，其功能通常是抑制 T 细胞激活，属于免疫系统的自稳机制，也被人们形象地称作免疫系统的刹车，是诸多免疫检查点[1]中的一员。免疫检查点抑制剂通过阻断 PD-1 与其配体结合，从而解除对 T 细胞活性的抑制。

其实，华人学者陈列平在 PD-1/PD-L1 信号通路的发现上也有杰出贡献。他发现 PD-1 的配体 B7-H1（为共刺激分子，按英文字母顺序命名），

---

[1] 指在免疫细胞上表达，能调节免疫激活程度的一系列分子。

并提出这个信号的阻断可能为癌症治疗带来突破。随后，本庶佑等人发现并将 B7-H1 命名为 PD-L1，并与 PD-1 组合为 PD-1/PD-L1 信号通路而被大众所知。

值得一提的是，在几乎同一时间也有另一免疫检查点被揭示。美国学者艾利森（也译为亚利生）在杀伤性 T 细胞表面发现一种名为杀伤性 T 细胞相关抗原 4（CTLA-4）的蛋白质也能起到分子刹车的作用，从而终止免疫反应。这也是人体自身免疫的负调节机制。随后，他又发现抑制 CT-LA-4 的分子，其能使杀伤性 T 细胞大量增殖，并攻击癌细胞。基于该作用机制，第一款抑制剂伊匹木（也译为易普利）抗体批准上市，用于治疗黑色素瘤。2015 年，又有"二当家"替西木（也译为曲美木）抗体上市，用于治疗恶性间皮细胞癌。这位学者和本庶佑共同荣获 2018 年度诺贝尔生理学或医学奖，以表彰他们发现抑制免疫负调节的癌症疗法。但这一免疫检查点抑制剂因在单药治疗恶性实体瘤时存在应答率有限和耐药性等问题，加上伊匹木抗体具有潜在的致命性免疫介导不良反应，而未能成为当下抗癌"网红"。

（二） PD-1/PD-L1 信号通路抑制剂是如何起作用的

如前所述，癌细胞很狡猾，其通过表达 PD-L1 并与 T 细胞上的 PD-1 结合，使 T 细胞无法正常执行杀癌任务，从而保护自己免于被这些 T 细胞杀灭。

PD-1 抗体或 PD-L1 抗体通过与 PD-1 或 PD-L1 相互作用，能阻断癌细胞逃逸免疫监视。

说明：癌细胞利用 PD-L1 与 T 细胞上的 PD-1 结合，避开 T 细胞的攻击。PD-1 抗体将 T 细胞上的 PD-1 黏住，不让癌细胞借助 PD-L1 闪躲 T 细胞。PD-L1 抗体将癌细胞上的 PD-L1 黏住，使 T 细胞可有效杀伤癌细胞。

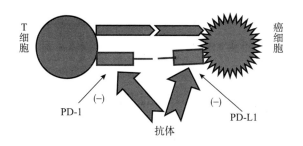

■ **PD-1/PD-L1 信号通路和药物作用机制示意图**

此类药物已应用于多种癌症的治疗上。患者一旦有好的反应，则其疗效持久，且能痊愈。在癌症治疗中，一般认为能达到长期无癌的程度已相当令人满意，能够治愈则是奇迹。

2015 年 8 月，美国前总统卡特被诊断出患黑色素瘤，而且已发生肝脑转移，是一位不折不扣的晚期癌症患者。但过了短短 7 个月，91 岁高龄的卡特在一项全身检查后确认体内癌症病灶已消失，意味着他的癌症已被治愈。据了解，卡特使用的是综合疗法。先是手术切除可见肿瘤，再通过放疗治疗颅内肿瘤，最后配合 PD-1 抗体进行后续治疗。这一事件公开后使免疫检查点抑制剂这一新型癌症免疫疗法一夜之间火爆全球！免疫治疗的威力如此巨大！

一百多年来，科学家们一直试图通过免疫系统对抗癌症，但临床进展一直很缓慢，收效也一直很有限。PD-1/PD-L1 信号通路抑制剂的问世彻底改变了癌症治疗，也从根本上改变了人们对癌症免疫治疗的看法，标志着癌症免疫治疗的复兴，具有划时代意义。

（三）常用的 PD-1 抗体有哪些

1. 卡瑞利珠抗体

原研商品名艾瑞卡，为国产药。作为 PD-1 抑制剂，目前被批准用于治疗霍奇金淋巴瘤、肝癌、肺癌、食管癌等。最常见的不良反应包括反应性毛细血管增生、转氨酶升高、甲状腺功能减退、乏力、贫血、血胆红素升高、蛋白尿、发热和白细胞减少等。

2. 信迪利抗体

原研商品名达伯舒，为国产药。作为PD-1抑制剂，目前被批准用于治疗霍奇金淋巴瘤和非小细胞肺癌。最常见的不良反应包括转氨酶升高、乏力、贫血、发热和白细胞减少等。

3. 特瑞普利抗体

原研商品名拓益，为国产药。作为PD-1抑制剂，目前被批准用于治疗黑色素瘤和鼻咽癌等。最常见的不良反应包括咳嗽、转氨酶升高、血中促甲状腺激素升高、甲状腺功能减退、血糖升高、乏力、贫血、血胆红素升高、皮疹、发热、白细胞计数降低、瘙痒、食欲下降等。

4. 替雷利珠抗体

原研商品名百泽安，为国产药。作为PD-1抑制剂，目前被批准用于治疗霍奇金淋巴瘤和尿路上皮癌等。最常见的不良反应包括上呼吸道感染、转氨酶升高、甲状腺功能减退、咳嗽、乏力、血胆红素升高、皮疹、发热、白细胞计数降低、瘙痒、体重增加等。

5. 纳武利尤抗体

原研商品名欧狄沃，英文简称O药，为进口药。作为全球第一个批准上市的PD-1抑制剂，目前被批准用于治疗黑色素瘤、非小细胞肺癌、食管癌、胃癌和头颈部鳞癌等。最常见的不良反应包括乏力、恶心、中性粒细胞减少、瘙痒、腹泻等。

6. 帕博利珠抗体

原研商品名可瑞达，英文简称K药，为进口药。作为全球第二个批准上市的PD-1抑制剂，目前被批准用于治疗霍奇金淋巴瘤、结直肠癌和食管癌等（属于泛癌种广谱药）。最常见的不良反应包括高血糖、贫血、高甘油三酯血症、甲状腺功能紊乱（减退或亢进）、转氨酶升高、乏力、血胆红素升高、血乳酸脱氢酶升高、白细胞计数降低、瘙痒、食欲下降等。

（四）常用的 PD-L1 抗体有哪些

1. 舒格利抗体

该药为国产抗 PD-L1 抗体，用于治疗复发或难治性淋巴结外自然杀伤细胞/T 细胞淋巴瘤及非小细胞肺癌等适应证。与同类药物相比，该药在患者体内产生免疫相关毒性的风险较低。

2. 恩沃利抗体

该药为国产抗 PD-L1 抗体，用于治疗晚期结直肠癌和胃癌等实体瘤，为全球首个皮下注射的 PD-L1 抑制剂。

3. 度伐利尤抗体

原研商品名英飞凡，英文简称 I 药，为进口药。作为 PD-L1 抑制剂，用于治疗非小细胞肺癌等。最常见的不良反应包括上呼吸道感染、甲状腺功能减退、咳嗽、乏力、腹痛、腹泻、皮疹、发热、瘙痒、肺炎和呼吸困难等。

4. 阿替利珠抗体

原研商品名泰圣奇，为进口药。作为 PD-L1 抑制剂，用于治疗非小细胞肺癌和肝癌等。最常见的不良反应包括尿路感染、食欲下降、咳嗽、乏力、头痛、恶心、呕吐、腹泻、皮疹、发热、肌肉酸痛和呼吸困难等。

（五） PD-1/PD-L1 信号通路抑制剂面临哪些挑战和开发愿景

此类药物并不是对每位癌症患者都有效，事实上仅 1/3 的病人对这些药物有反应。原因还不清楚，有一种可能是癌细胞用来控制 T 细胞的分子

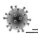

不限于这些，其他可能的分子仍待发现。另外，此类药物对恶性非实体瘤（血癌）的疗效也是挑战。

为了提高疗效并减少耐药性，这些药物可与其他癌症疗法联合应用。这些抗体还能与毒素（如白喉毒素）或放射性同位素结合，把这些毒性物质特异性传递给癌细胞。还有一种技术涉及双特异性抗体，一种抗体与癌细胞结合，另一种抗体与杀伤性 T 细胞结合，两种抗体相连接，这样能让效应 T 细胞与癌细胞紧密相连，从而增强抗癌活性。

由于此类药物的作用机制依赖于抑制免疫激活的生理制动（刹车），因此它们通常具有脱靶效应，易导致免疫介导的各种器官组织病变。这些免疫相关不良反应有时很严重，尤其是当同时使用这些药物时。这些免疫相关不良反应被形象地称为细胞因子风暴，通常可通过中断本类药物治疗、使用糖皮质激素和（或）支持疗法来处理。

现在知道，免疫检查点是免疫系统中起抑制作用的调节分子，其对于维持自身免疫耐受、防止自身免疫反应，以及通过控制免疫应答的时间和强度而使组织损伤最小化等至关重要，因而对抗癌、抗感染、抗自身免疫病及抗器官移植排斥等方面均具有重要意义。未来还需开发新的更多的免疫检查点及其抑制剂或激动剂，以造福全人类。事实上，新的免疫检查点 LAG-3 已被发现，其抑制剂瑞拉利抗体也于最近获批。

第四节　癌症免疫细胞基因治疗
——面向未来的免疫革命

既然针对免疫系统的抗体药物能通过激活免疫细胞达到很好的抗癌效果，那么为什么不直接激活免疫细胞进行抗癌治疗呢？针对癌细胞的免疫细胞基因治疗便应运而生，并带来癌症治疗史上又一次革命性变化。

癌症免疫细胞治疗是利用患者自身或供者来源的免疫细胞，经过体外扩增、活化或基因修饰、基因编辑等操作，再回输到患者体内，以激发或增强机体的免疫功能，从而达到治疗癌症的目的，是过继性被动细胞免疫疗法。经过基因修饰或编辑的免疫细胞治疗产品还兼具基因治疗产品的特性，所以又属于免疫细胞基因治疗。

根据作用机制的不同，目前过继性免疫细胞治疗主要包括以下几种类型。①淋巴因子激活的杀伤细胞（LAK）疗法。②肿瘤浸润淋巴细胞（TIL）疗法。③细胞因子诱导的杀伤细胞（CIK）疗法。④嵌合抗原受体T细胞（CAR-T）疗法。⑤T细胞受体修饰的T细胞（TCR-T）疗法。⑥嵌合抗原受体-自然杀伤细胞（CAR-NK）疗法。

（一） LAK 疗法

LAK 是由患者的内源性 T 细胞产生的，在体外培养系统中被提取的内源性 T 细胞经过白介素 2 的刺激而生长。然后，这些扩增的 LAK 重新输入患者的血液中。

LAK 的抗癌活性要比原始内源性 T 细胞更强，可能是因为它们的数量更多。但此细胞扩增数量有限，杀癌活性也较 TIL 低。

目前无上市产品，疗效仍在进行临床评价。

（二） TIL 疗法

TIL 的培养方式与 LAK 相似。然而，它是由手术切除的癌症病灶中分离处理的 T 细胞组成。从理论上讲，这一过程产生的 T 细胞比 LAK 具有更强的癌细胞特异性。但此细胞杀癌谱窄，制备困难，收集细胞过程中可能导致功能改变等。

目前无上市产品，疗效仍在进行临床评价。

（三） CIK 疗法

CIK 疗法是将人的外周血单个核细胞在体外用多种细胞因子（如白介素 1、白介素 2、干扰素等）共同培养一段时间后获得的一群异质细胞，兼具 T 细胞强大的抗癌活性和自然杀伤细胞的杀癌优势。故这种细胞又被称为自然杀伤细胞样 T 细胞。另外，DC-CIK 疗法（DC 为树突状细胞的简称）正在研发中。

目前无上市产品，疗效仍在进行临床评价。

（四） CAR-T 疗法

这种免疫嵌合的 T 细胞疗法是取病人的 T 细胞，在体外以基因工程的方法在其中增加免疫的基因，然后把改造后的 T 细胞回输到患者体内。基因改造的 T 细胞就能靶向并杀伤带有特定抗原的癌细胞，被称为面向未来的免疫革命。

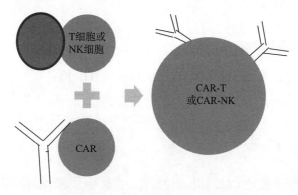

■ CAR-T 细胞或 CAR-NK 细胞作用机制示意图

说明：基因修饰的 T 细胞（CAR-T）或基因修饰的自然杀伤细胞（CAR-NK）表达嵌合抗原受体（CAR），后者能识别癌细胞表面的特定蛋白，从而对癌细胞发动强烈攻击。

以 CAR-T 为代表的癌症免疫细胞基因治疗之所以被称为面向未来的免疫革命，主要基于以下 3 点。①这一疗法可望用于广泛转移的晚期癌症。部分标准疗法全部失败的晚期癌症患者使用该疗法后，依然取得很好的效果。②对该疗法有反应的患者有很大的机会高生活质量地长期存活而成为"超级幸存者"，给人类以莫大的惊喜。③这一疗法将来可以发展为通用型，可以用于多种不同类型的癌症，异病同治或将成为现实。然而，由于免疫细胞基因治疗是针对免疫细胞进行的基因改造，正常的免疫细胞也会受到刺激而产生强烈反应，可能引发严重的不良反应，即细胞因子风暴。需采用标准急救治疗，包括使用糖皮质激素等。

这一疗法已被批准治疗急性淋巴细胞白血病（ALL）等。ALL 的病情会迅速恶化，死亡率很高，最可怕的是对现有疗法反应不佳，无法达到长期控制或痊愈。CAR-T 疗法则可使 20% ~ 30% 的病人治疗后，达到惊人的长期控制直至痊愈。

这一疗法的最典型成功案例是治疗 B 淋巴细胞白血病，治愈率非常高。最出名的患者是美国女孩艾米丽。这位女孩是接受 CAR-T 治疗而存活下来的第一位患者，也被人们称为明星患者。

2012 年，艾米丽得了这种罕见病，相当于判了死刑。欣喜的是，她成了尝试 CAR-T 疗法的人。没有想到，治疗效果好得惊人，一年后去医院复查时体内竟然没有癌细胞了，本来判定一年后就会死亡的她，居然健康地生活到了现在，实在是太神奇！

此疗法不需要抗原提呈，能有效规避癌细胞的免疫逃逸，具有良好的靶向性、杀伤性和持久性，在治疗白血病方面已取得颠覆性进展，标志着癌症基因治疗时代的到来，在医学发展史上具有里程碑意义。CAR-T 发明人之一卡尔·朱恩也被人们誉为癌症免疫细胞基因治疗之父。

国外已有数款 CAR-T 产品上市，用于治疗 ALL 和大 B 细胞淋巴瘤等。国内也有几款药物已完成临床研究，首款国产制剂阿基仑赛已于 2021 年 6

月获批上市，属于全球第 6 款上市产品；国产第 2 款产品瑞基奥仑赛，属于全球第 7 款，也于 2021 年 9 月获批上市。适应证均为大 B 细胞淋巴瘤。

这是人类历史上首批活体药物，理想状态下不仅不会被机体代谢清除，还会在体内扩增，从而给人们带来癌症的治愈之美。

（五） TCR-T 疗法

如下图所示，基因修饰的 T 细胞表达的 T 细胞受体（TCR）能识别癌细胞特定抗原。因此，可通过输入能识别特定靶标的基因修饰 T 细胞，赋予免疫系统以新的、更强的抗癌活性。

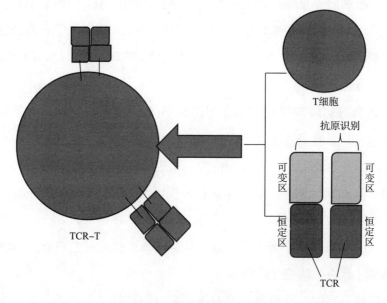

■ **TCR-T 疗法作用机制示意图**

说明：通过基因修饰技术，将可识别特定癌细胞抗原的 TCR 表达在 T 细胞表面，使 TCR-T 更具对癌细胞的杀伤能力。

虽然 TCR-T 的概念提出更早，但技术比较复杂，现已发展到第三代，仍需优化。已有的研究表明，TCR-T 可以识别更多的靶点，其治疗恶性实体瘤的效果正在进行临床评价。另外，TCR-T 也能识别胞质内的抗原，故更有可能突破恶性实体瘤的治疗领域，用于治疗白血病。

目前暂无上市产品，值得期待。

（六） CAR-NK 疗法

CAR-NK 疗法的作用机制与 CAT-T 疗法相似。

NK 细胞是一组独特的抗癌效应细胞，无须事先致敏就能识别和清除癌细胞。CAR 赋予 NK 细胞新的能力，以靶向特定的抗原。表达 CAR 的 NK 细胞可能会克服 CAR-T 疗法在恶性实体瘤治疗中受限、需要自体过继细胞移植、较易引起细胞因子风暴等不良反应等缺陷。该疗法在恶性实体瘤和白血病治疗中的应用正在进行临床评价。

目前暂无上市产品，值得期待。

第五节 癌症疫苗能成为癌症的又一克星吗

作为癌症免疫疗法的一员，疫苗通过刺激人体针对癌症的免疫系统也能达到防治癌症的目的。癌症疫苗目前主要分为预防用疫苗和治疗用疫苗两大类，前者主要面对正常人群，以预防癌症的发生；后者则面对患者，通过提高患者的免疫力来治疗癌症。

（一）什么是癌症预防疫苗

传统疫苗可用来预防危害人类的细菌或病毒等感染，也可应用于预防癌症上，而且有相当的成就。不过，目前这些疫苗只针对由病毒等病原体引发的癌症，这是因为此类癌症的形成机制明确，因此能用疫苗来预防。

由于发现乙型肝炎病毒有致癌的能力，因而用乙肝疫苗预防肝癌。长期追踪结果显示，接种疫苗的婴儿在成年后得肝癌的概率比没有接种者减少很多，非常成功。

科学家又发现 HPV 会引起宫颈癌等，于是开发出这种病毒的疫苗。女性接种疫苗后得宫颈癌等的概率大大降低。

由于幽门螺杆菌（HP）与胃癌发生有关，故 HP 疫苗能预防胃癌。

另外，发现 EB 病毒在鼻咽癌发生发展中起重要作用，故 EB 病毒疫苗可预防鼻咽癌。

这些癌症预防疫苗的作用机制与预防感染性疾病的疫苗相似，其能先杀死病毒等而降低病毒等引起的人类癌症。

（二）癌症治疗疫苗进展有哪些

科学家们一直在努力开发直接用于治疗癌症的疫苗，也就是借助疫苗触发或增强人体免疫力来杀灭癌细胞。这条路比癌症预防疫苗艰难得多。主要原因是癌细胞对付人体免疫的手段比细菌和病毒高明，而且癌细胞与正常细胞有许多相似之处，再加上一旦形成可见的癌症病灶，疫苗的威力就不够了，所以，发展治疗疫苗的难度比发展预防疫苗大得多。

最早用于癌症治疗的疫苗为卡介苗。它本来是预防肺结核的疫苗，后来用于癌症的免疫治疗。1959 年首次在动物实验中发现卡介苗能抑制癌细胞生长。到了 19 世纪 80 年代，一系列研究发现其对人类浅表性膀胱癌有效。将卡介苗直接注入膀胱会引发体内免疫系统将癌细胞杀灭，从而延长生存期。可见，卡介苗不仅能征服肺结核，也拥有治癌的威力，再一次彰显疫苗的神奇。

然而，除了卡介苗外，癌症治疗疫苗的研制进展一直相当缓慢，研发状况真的可以用"屡战屡败，步履艰难，但又如火如荼"来形容。

研制此类疫苗的一个最重要的点是找到癌细胞的标的。这个标的最好只表现在癌细胞上，而不表现在正常细胞上，以使标的被免疫细胞视为异己，让免疫细胞展开整体性攻击，直到把癌细胞从体内彻底清除。

基于这一理论开发出了各种各样的疫苗：有的是以癌细胞为苗种（需在体外将其恶性潜能降低，增强抗原活性）；有的是分离出癌细胞上的特定蛋白质，将这种蛋白质当苗种打在患者身上；更进一步是将分离出的蛋白质打碎成小片，然后选择出免疫原性较强的肽做苗种；更有以核酸为苗种，打入人体后表达癌细胞特定蛋白质，以引发攻癌免疫反应。

理论上讲，这些治疗疫苗能利用癌细胞抗原激发的免疫反应促进免疫细胞增殖活化及细胞因子释放，抑制癌症的发生发展和转移，从而产生治疗作用。但这些以癌细胞、蛋白质、多肽、核酸等为苗种的癌症疫苗经过大规模临床研究发现，治癌效果并不理想。究其原因，上述疫苗选择的大多是癌细胞相关抗原，这些抗原是机体自身具有的蛋白质，只是在癌细胞上大量表达而已，所以患者对这些抗原应该是早就产生耐受了，因此，无论如何刺激也不能达到良效。

癌细胞新抗原通常仅存在于癌细胞，所以又称为癌细胞特异性抗原。由于正常细胞不会或极少表达此类抗原，所以能更有效地激发机体的免疫反应。因此，针对癌细胞上新抗原的个体化癌症治疗疫苗进入体内能激活免疫细胞，并杀灭带有这些抗原的癌细胞。有多个产品正在临床研究中，有望成为癌症的又一克星。

取出癌症病人血液中的免疫细胞，这些免疫细胞虽认得癌细胞，但活力不足，无法杀灭癌细胞。如果在病人的免疫细胞上加工，让免疫细胞将癌细胞所特有的蛋白质吞噬处理，再把经改造后的免疫细胞回输入原患者体内，则可引起较强烈的免疫反应，能更有效地杀灭癌细胞。

经过多年努力，2010 年，美国科学家斯坦曼终于开发出一种治疗疫苗，也是真正意义上首次用来治癌的疫苗，这就是自体树突状细胞（DC）介导的疫苗（简称"DC 疫苗"）——普列威（商品名），这是癌症治疗疫苗的划时代标志。此疫苗可明显延长前列腺癌患者生存期，其作用机制

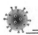

见下图。很多改进的 DC 疫苗也正在研发中，期待此类疫苗也能成为癌症的又一克星。

这里，特别要向读者讲述下面这个真实的故事。斯坦曼于 1973 年发现 DC，并荣获 2011 年度诺贝尔生理学或医学奖，被人们誉为树突状细胞之父。可就在获奖前三天，他因患胰腺癌去世，这使得诺贝尔奖首次颁给了一位过世的人，可谓历史上最令人伤感的诺贝尔奖获得者。实际上，在他被诊断为胰腺癌之后，他以 DC 为基础，为自己"量身定制"了普列威，使自己的生命延长了四年半。要知道，通常胰腺癌确诊后只能存活数个月，可见普列威真是威力无比！不过，后来普列威经过严格的临床研究被批准的适应证是前列腺癌。

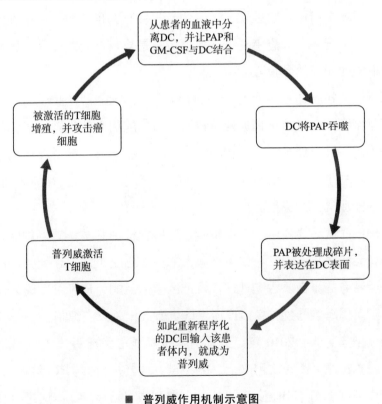

■ 普列威作用机制示意图

说明： 从前列腺癌患者的血液中分离出负责抗原提呈的 DC，再将前列腺癌细胞特有的前列腺酸性磷酸酶（PAP）和粒细胞-巨噬细胞集落刺激因子（GM-CSF）"装载"到 DC 上，最后将如此重新程序化的 DC 回输患者体内。被"教育一番"之后的 DC 会告诉免疫系统携带 PAP 的都是癌细胞，促使免疫系统通过将初始 T 细胞活化为效应 T 细胞来清除携带 PAP 的癌细胞。这是一款每个患者"独一份"的高度个体化和精准化的 DC 疫苗。

另外，溶瘤病毒也可归属于癌症治疗性疫苗。此类疫苗最早见于一名宫颈癌患者在感染狂犬病病毒后癌症随之消退，但由于生物技术和安全性等原因，进展一直很缓慢。后来在 1991 年转基因单纯疱疹病毒在恶性胶质瘤治疗中取得一定效果后，溶瘤病毒治疗癌症才日益受到关注。

溶瘤病毒的作用机制是通过对自然界存在的一些致病力较弱的病毒进行基因改造制成特异性的溶瘤病毒，选择性感染癌细胞，并在癌细胞内大量复制，最终摧毁癌细胞。同时还能激活免疫反应，调动更多免疫细胞来继续杀伤剩余的癌细胞。可见，如同接种预防传染病的活疫苗一样，溶瘤病毒治疗癌症也是一种以毒攻毒的策略。

近几十年来，溶瘤病毒的研究已取得巨大进展。重组人 5 型腺病毒注射液（商品名安柯瑞）是唯一在我国上市的溶瘤病毒药物，适应证为肝癌等，需要瘤内注射给药。其他近百项临床研究正在进行，可望为治愈癌症带来又一束曙光。

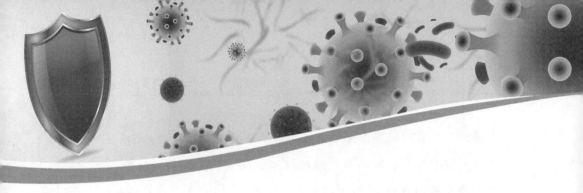

第四章　自身免疫病的药物干预

当免疫系统功能过于强大，不能正确辨认敌我时，过度反应的免疫系统将自身正常组织当成外来物质进行攻击，可导致自身免疫病。由于其发病原因和发病机制等均不完全清楚，自身免疫病成为迄今最难根治的疾病之一，其中最令人闻之色变的是类风湿关节炎和系统性红斑狼疮等。

对于自身免疫病，甾体抗炎药、非甾体抗炎药和一些影响免疫功能的药物均只能控制症状，近年来发展起来的一些小分子抗炎免疫调节药和抗体等针对酶或细胞因子等的大分子药物具有更广阔的应用前景。

总之，自身免疫病的谜底还没有揭开，基础和应用研究一直在路上。本章呈现的主要是现时药物干预方面的一些研究进展。

第一节　　　概　　述

如前所述，自身免疫病是免疫系统功能异常导致机体攻击自身组织所引发的疾病。因为病名中没有"自身免疫"这样的字眼，所以各种自身免疫病听起来与之毫无关联，令人感到困惑。通过前面内容阅读，我们已经知道，"免疫"本来是应对抗原异物的，为什么会与人体自身正常的组织细胞反目为仇，出现"自己人打自己人"呢？针对诸如此类的问题，科学家们一直在努力寻求答案，可惜至今尚无定论。目前比较清楚的是这些疾病都属于"激活"的免疫，都是由免疫力失衡所致。"激活"的免疫导致敌我不分，六亲不认，进而攻击自己。

此类因自身免疫反应引起的疾病愈来愈猖獗，不仅是患病人数与日俱增，疾病种类也不断增加。现在知道，至少有上百种疾病可以归属于自身免疫病，常见的有牛皮癣（又称银屑病）、类风湿关节炎、系统性红斑狼疮、多发性硬化、桥本甲状腺炎、格雷夫斯病、克罗恩病、溃疡性结肠炎、自身免疫性溶血性贫血和干燥综合征等。其中一些是全身性的，另一些则具有器官组织特异性。自身免疫病现已成为医学上的一组重大疾病群。

自身免疫病可能会侵袭机体的任何部位，包括血细胞、血管、关节、皮肤、肺、肾、大脑、脊髓、甲状腺和胰腺等。因此，自身免疫病的症状根据疾病的不同及受累器官组织不同而各异。

（一）导致自身免疫病的因素都有哪些

自身免疫病的主要致病因素如下图所示，包括以下几种。

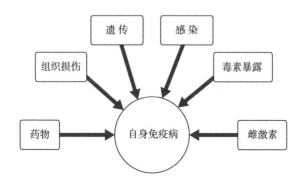

■ **自身免疫病的主要致病因素示意图**

①正常人体物质被病原体或药物等所改变。这种被改变的物质可能会被免疫系统视为异物，而导致自身免疫病。

②与体内物质相似的外来物质进入人体，可能使免疫系统靶向体内相似的身体物质。例如，导致咽喉部位感染的链球菌有某些类似人类心脏细胞的抗原。罕见情况下，免疫系统在攻击咽喉的链球菌之后会攻击患者的

心脏，这种反应也是风湿热的一部分。

③机体内正常情况下局限于特定部位且与免疫系统隔开的物质释放进入血液。例如，眼外伤可导致眼球液体释放入血，液体中的物质刺激免疫系统并确定眼为外来物质从而攻击它。

④通常尚不清楚为什么一些物质触发一个人（而非另一个人）的自身免疫反应或疾病。但是，有时涉及遗传性。一些人具有使其更可能发生自身免疫病的基因。这种增加的易感性是遗传的，而不是疾病本身。

⑤许多自身免疫病在女性中更为常见。有证据表明，雌激素在某种程度上与自身免疫病有关联。外源性雌激素（在人体内模拟雌激素起作用的外源性物质）也是引发自身免疫病的罪魁祸首。

⑥研究表明，毒素暴露也是免疫系统受损引发自身免疫病的潜在诱因。我们经常通过食物、杀虫剂、地下水、工业废料、工业化学品等接触到有害物质，尤其是那些可能改变人体基因结构的毒素。这些毒素可以改变人体的组织结构，导致机体将自身组织视为异己并对其发起攻击。在与自身免疫病有关的毒素中，研究得最多的是汞。

（二）自身免疫病的症状有哪些

自身免疫病的症状取决于具体的疾病和受累的器官组织。某些自身免疫病影响全身某些类型的组织，如血管、软骨或皮肤。而另一些自身免疫病则影响特定器官组织。但实际上，任何器官组织（包括心、肝、脾、肺、肾）都有可能受累。

自身免疫病所致的炎症和组织损伤可导致关节疼痛、关节红肿甚至畸形、虚弱无力、黄疸（黄皮肤或黄眼睛）、瘙痒、呼吸困难、全身浮肿、肾功能衰竭、谵妄（思维混乱）甚至死亡。

（三）如何诊断自身免疫病

可通过询问症状、检查身体并化验血液等来诊断。

提示炎症的血液检查可预示自身免疫病的可能性，这些检查主要包括以下几种。①红细胞沉降率。当存在炎症时其通常会增高，因为炎症产生的蛋白质会干扰红细胞在血液中悬浮的能力。②全血细胞计数。该数目经常减少，因为有炎症时产生的血细胞（包括红细胞）会较少。③抗核抗体。通常存在于系统性红斑狼疮患者中。④类风湿因子。典型情况下见于类风湿关节炎患者。

（四）自身免疫病的干预措施主要有哪些

1. 药物治疗

使用甾体抗炎药（即糖皮质激素）、非甾体抗炎药（如阿司匹林）及细胞毒性药物（即癌症化疗药，如氨甲蝶呤）可治疗自身免疫病，但会使某些感染和癌症发生的风险增加。

影响免疫功能的药物也常用于治疗自身免疫病，包括免疫调节剂、免疫抑制剂和免疫增强剂。常用的药物如环孢素和左旋咪唑等。

一些新型小分子抗炎免疫调节药（如托法替布）现在也经常被用于治疗自身免疫病。

阿达木抗体等大分子药物对类风湿关节炎和其他一些自身免疫病有效，商品名为修美乐的阿达木抗体还是当下治疗自身免疫病的明星药物。

大多数自身免疫病是长期的，药物只能控制症状，尚不能根治此类疾病，所以，患者经常需要终生用药。

这些药物经常联合使用，但药物的最佳组合尚不清楚。通常，生物制剂（如抗体）不与其他生物制剂组合使用，因组合后会增加感染的风险。

所有类别的药物均有潜在的严重不良反应，尤其是甾体抗炎药，必须在医生指导下使用并须在治疗期间密切监测。

2. 调整生活方式

如多休息、注意饮食、适当锻炼和戒烟限酒等。并应停止使用重度发炎的关节，因使用它们可能加重炎症。有规律的休息有助于缓解疼痛，有时在疾病发作时或在疾病最活跃和最疼痛阶段，需短期完全卧床休息。

均衡健康的饮食适用于所有患者。可多摄入鱼类和植物脂肪，限制红肉的摄入。有些患者在摄入某种（些）食物后可能会使炎症加重，如果是这样，应避免摄入。很多食物据说对患者有益，但未获证实。

3. 物理疗法

物理疗法如按摩、牵引和热疗等，也包括使用自助设备等。热疗对缓解病情有帮助。被自身免疫病（如类风湿关节炎）致残的患者可借助多种辅助设备（如特制的矫形鞋或运动鞋、夹持器）完成日常工作。

4. 手术

对于类风湿关节炎等，如果药物治疗无效，可能需要外科修补，但需从全局进行考虑。当关节病变发展到晚期时，手术置换关节是恢复运动能力和功能的最有效措施，也可切除关节或进行关节融合术。全膝关节置换和全髋关节置换一贯都是最成功的治疗措施。

（五）自身免疫病主要有哪些，各有何主要特点

1. 牛皮癣

又称银屑病，是一种慢性、复发性、炎症性自身免疫性皮肤病，可发生于全身任何部位，尤其是头皮和面部等外露部位。

牛皮癣属于一种异质性疾病，患者的表现各不相同。有的症状轻微，有的症状严重；有的冬天加重夏天减轻，有的没有明显的季节变化。因此，规范化加上精准个体化治疗非常重要。

在治疗的同时，生活中的"防"也要做到位，包括及时处理感染、避免过度劳累、少喝酒、不抽烟、保持心情舒畅等。

此外，应特别注意以下几点。①患者沐浴时宜用温水，禁用强碱性肥皂和洗发水。清洗患处时动作宜轻柔缓慢。②宜穿柔软的衣服，定期更换内衣和床单，防止皮肤创伤。③尽量选用天然护肤品，避免化妆品刺激。④保持作息规律，均衡饮食，远离刺激性食物。

另外，牛皮癣不属于感染性疾病，更不是传染病，不会因密切接触而传染。一般认为，此病属于良性皮肤病，一般不会发展为癌症。

2. 类风湿关节炎

类风湿关节炎是身体免疫系统对自身关节进行攻击，导致关节等部位受到伤害的疾病。

症状通常逐渐开始。最常见的症状包括：①关节部位红、肿、热、痛。通常出现在身体两侧相同的关节（如双手或双膝），但也可能影响身体的任何关节。②早晨起床后，受影响的关节出现僵硬（称为晨僵），并持续一个小时左右。③除关节疼痛，可能会出现一些伴随症状，如轻微发热、疲劳、虚弱、没有食欲和消瘦等。④过一段时间可能出现无法弯曲或伸直关节；永久变形的关节，特别在手或手指上。⑤该病也可能影响其他器官组织，如心脏（致胸痛）、肺（致呼吸困难）、眼睛（致红肿）等。⑥多数患者会出现一定的残疾，甚至手部严重畸形，但仍能正常生活。

3. 多发性硬化

多发性硬化是一种免疫系统攻击并损害脑部和脊髓中的神经导致多处瘢痕的疾病。这些瘢痕使神经无法正常工作。

由于此病会攻击不同的神经，所以，不同的人会有不同的症状，症状时有时无的模式也不相同。可能在症状发作之间感觉良好。随着时间的推移，症状可能不会在两次发作之间完全消失。有些人的症状永远不会消失。无论症状模式是什么，该病都会慢慢恶化。

早期常见症状包括：①手臂、腿部、胸部、背部或面部刺痛或麻木。②手臂或腿部虚弱或僵硬。③移动一只眼睛时出现盲点、视力模糊或疼痛。④重影（看到两个同一物体）。⑤当有东西接触到身体或弯曲脖子时，背部、腿部或手臂可能会自发出现电击样疼痛。

后期症状可能包括：①摇晃或动作不规则。②无法移动身体的一部分或全部。③伴有疼痛的肌肉痉挛和肌无力。④平衡和行走困难。⑤感觉疲倦和虚弱。⑥说话缓慢或吐字不清。⑦抑郁或情绪不稳定。⑧思考或记忆事物、集中注意力或做决定有困难。⑨头晕。⑩控制大小便出现问题。⑪可能残疾，但大多数人都有正常的寿命。

本病主要基于脑部和脊髓的磁共振成像诊断。

4. 系统性红斑狼疮

系统性红斑狼疮是免疫系统攻击身体结缔组织所导致的一种自身免疫病。结缔组织是机体重要的组成部分，存在于所有器官组织中，其作用是将器官组织连接在一起，故结缔组织受到攻击会影响体内几乎所有器官组织。

症状开始出现时可能较缓慢，并随着时间的延长而进展，也可能突然开始。症状可能反复发作，有时在每次发作之间会消失多年。

不同的人症状变化很大，具体取决于身体哪些部位受到影响。常见症状包括：①关节疼痛或肿胀。②疲倦和不适。③发热。④鼻子和脸颊上出现红色皮疹，有时为蝴蝶疹（形状像蝴蝶）。⑤颈部、上胸部或肘部出现红疹。⑥在室外阳光照射下皮疹加重。⑦手指变苍白、刺痛和麻木，称雷诺综合征。⑧其他如片状脱发、眼干燥症、由于心脏周围组织发炎而引起胸痛、呼吸困难、头疼、思维出现问题、肾衰竭、胃不适、腹痛、腹泻等。

以下情况可能导致症状加重或发作：暴露于阳光下、怀孕、感染、某些药物和手术等。

该病会增加感染、癌症和其他问题的风险，因此长期定期复诊很重要。

5. 干燥综合征

该病是免疫系统受到攻击后，眼睛、口腔和某些其他器官组织过于干燥的一种疾病。该病可能与其他疾病（如类风湿关节炎和系统性红斑狼疮）一起发生。

该病常见症状包括：①眼睛非常干燥，可能会损害角膜（眼前透明区域）并造成视力模糊；②口腔非常干燥，可能导致进食和吞咽困难等；③唾液腺比平常大；④关节发炎；⑤有时其他黏膜也会干燥，如外阴、阴道、呼吸道等；⑥其他器官组织也可能受累，如肺、肾、肝和神经。

治疗该病，主要是对症处理，例如，对于眼干燥症，白天使用人工泪液，晚上使用眼药膏或做简单的手术以堵塞泪道；对于口干，可以多喝水或饮料。对于其他症状，可以刷牙并定期接受牙齿处理、热敷治疗唾液腺疼痛性肿胀、手术去除唾液腺结石。

6. 自身免疫性甲状腺病

该病包括两大类型：一是桥本甲状腺炎，二是格雷夫斯病。前者是甲状腺发生的慢性自身免疫性炎症，由机体免疫系统攻击甲状腺细胞所致，是甲状腺功能减退的最常见病因；后者是人体的免疫系统产生自身抗体刺激甲状腺分泌过多的甲状腺激素进入血液引起的，是甲状腺功能亢进的最常见病因。

> 甲状腺是一个小腺体，位于颈部喉结正下方的皮下浅表处，正常情况下肉眼无法看见，也几乎触摸不到，只有在甲状腺肿大时才能触摸到。

桥本甲状腺炎起病时常为无痛、质硬和增大的甲状腺或颈部胀满感，最终大多数患者出现甲状腺功能减退，患者通常感觉疲劳和畏寒等，需终身服用甲状腺激素进行替代治疗。

格雷夫斯病导致血中甲状腺激素升高，进而可能出现心率加快、血压升高、心律失常、多汗、紧张或焦虑、手抖、失眠、体重下降等。还可能出现甲状腺肿大和眼部症状，如眼周浮肿、易流泪、眼部发炎、对光敏感、眼睛凸出（突眼）及双重视野（复视）等。甲状腺突发极度功能亢进时可出现甲状腺危象，可危及生命。

7. 炎症性肠病

英文简称 IBD，主要包括两大类型。一是克罗恩病，二是溃疡性结肠炎，它们是引起反复发作的腹痛和腹泻等肠道慢性炎症的一组疾病。症状取决于受影响的肠段（克罗恩病可累及消化道任何部位，而溃疡性结肠炎仅累及结肠）及患者是属于哪种类型。

克罗恩病患者通常会出现慢性腹泻和腹痛，有时也会发热和无饥饿感等；溃疡性结肠炎患者通常会出现间歇性腹痛、强烈的排便冲动和血性腹泻等。长期腹泻可致患者体重减轻并出现营养不良，因此也会增加肠道受累部位癌变的风险。

8. 自身免疫性溶血性贫血

该病是一组疾病，主要包括温抗体型和冷抗体型，其共同特征是免疫系统异常，产生自身抗体，这些自身抗体将红细胞当成身体的异物进行攻击并导致一系列临床症状。

部分患者可以没有症状，另一部分患者则可能出现疲劳、气短和苍白等。严重时可导致黄疸或脾肿大，或出现腹部不适和饱胀感等。冷抗体型患者手和脚可能会冰冷或发青。当红细胞破坏严重时，需要输血。治疗该病有时需实施脾切除术。

该病是人类医学史上第一个发现的自身免疫病，有原发性的（病因不明）和继发性的（可以明确病因）。对于后者，若为药物（青霉素等）引起的，则需停用这些药物。

第二节 "神药之王"阿司匹林等非甾体抗炎药

本节将阿司匹林等药物归属于非甾体抗炎药,以对应于本章第三节叙述的甾体抗炎药(即糖皮质激素)。本节介绍的非甾体抗炎药化学结构各不相同,但它们的作用机制均为抑制前列腺素合成,故医学上通常合并在一起介绍。

阿司匹林是非甾体抗炎药的典型代表,也是天然抗炎药的始祖。尽管后来又发展了很多同类药物,但阿司匹林仍然是全球应用最广泛的,具有解热、镇痛和抗炎作用的药物,并一直被用作对比和评价其他同类药的金标准,而且近年来有不少新的作用和用途被发现,因此,这个百年老药成了大众心目中的"神药",而且有"神药之王"之美誉。不过,必须明确指出,该药绝不是药力无边的"神药之王",也绝不能将此药真的当成"神药"来使用,临床应用需十分谨慎。尤其是对于没有心脑血管疾病(心肌梗死或卒中)的人来说,不宜预防性使用阿司匹林,以免发生出血等风险。如果一定要使用,也要严格遵循医嘱并严格按照说明书服用,绝不可滥用或错用。

(一)阿司匹林是如何被发现的

阿司匹林的发现是由民间用法转化为现代治疗用途的典型代表和经典案例。这个药的发现与白柳树皮有直接关系。18 世纪,英国的一位学者用白柳树皮粉做了临床研究,发现其可减轻风湿关节痛。他将研究结果发表在英国皇家期刊上,这是有史以来第一份有关天然抗炎药的临床研究报告。直至 1829 年,研究人员提取出水杨酸结晶,并于 1836 年分离了水杨酸。1859 年柳树皮中有效成分水杨酸被人工合成,并于 1874 年工业化生产。而后不久水杨酸被用于治疗风湿热和痛风,并被作为常规退烧药使用。但由于其难以忍受的味道和胃肠道反应，水杨酸的临床应用仅维持了很短的时间。直到 1899 年，德国拜耳公司一位科学家在看到其父亲为治疗自己所患的关节炎而服用水杨酸时的痛苦表情后，下定决心要对水杨酸的不良反应加以改进。他偶尔发现法国一位研究人员于 1853 年把水杨酸乙酰化了，并明显改善了水杨酸的不良反应，但由于不能增加治疗效果而放弃了进一步研究。拜耳公司的这位科学家在此基础上重新开始探索，并在一系列动物实验和人体研究后，将水杨酸进行结构改造而得到的乙酰水杨酸上市销售，并命名为阿司匹林。结果发现，阿司匹林的抗炎、退烧和止痛作用比水杨酸好，且副作用少。

20 世纪初，阿司匹林就已成为最受大众欢迎的解热镇痛抗炎药。到了 20 世纪中叶，又发现阿司匹林具有减低血小板的功能，之后临床研究证实小剂量可用于预防心脑血管疾病高危人群发生心肌梗死和卒中。20 世纪末，还发现该药能降低某些癌症发生的风险。由此阿司匹林成了经久不衰的百年老药。

（二）阿司匹林有哪些作用和用途

1. 抗炎、抗风湿

阿司匹林是最早用于治疗类风湿关节炎等自身免疫病的抗炎药，但需使用大剂量，且副作用（如耳鸣和伤胃）较多见，并有出血风险，现已少用。

风湿热是由未经治疗的咽喉链球菌感染引起的并发症，是关节、心脏、皮肤和神经系统等对链球菌感染所产生的炎症免疫反应。阿司匹林可用于缓解风湿热的炎症症状。服用大剂量阿司匹林数周，可减轻疼痛和发热等，尤其是在炎症到达关节和心脏时。在大多数患者中，阿司匹林一直是治疗风湿热的首选药物。但该药不能对抗风湿热的疾病病理改变，也不能预防心肌损害和其他并发症的发生。

2. 解热镇痛

阿司匹林等有退烧和止痛作用，但通常只对轻度至中度疼痛（如牙痛、头痛、神经痛、肌肉酸痛、痛经）有效，且常为首选。患者不会生理依赖此类药物，也不会耐受其止痛作用，有别于治疗重度疼痛的阿片类（麻醉性）镇痛药（如吗啡和哌替啶等），故又称为非阿片类镇痛药。

注意： 阿司匹林只能缓解发热和疼痛的症状，不能治疗引起发热和疼痛的病因，故需同时应用其他药物治疗。

3. 预防卒中

卒中高危人群除了尽可能控制主要危险因素（如高血压、血脂异常、吸烟、糖尿病）外，患者可能会被给予抗血小板药使血液不易凝固，如口服小剂量阿司匹林。小剂量阿司匹林可减少血小板聚集，从而减少血栓，降低卒中发生概率。研究表明，既往有一过性脑缺血发作和卒中史的患者，每日服用阿司匹林50mg可明显降低卒中和死亡的发生率。

4. 预防心肌梗死

心肌梗死是由于突发的冠状动脉阻塞导致心肌血液供应不足和心脏组织坏死。对于有心脏病发作史的患者，建议每天服用小剂量阿司匹林。该药能阻止血小板形成血凝块，减少死亡率和继发心肌梗死风险。临床研究表明，对大多数高危人群来说，每日服用阿司匹林75mg可明显降低发生急性心肌梗死和死亡风险。

具体的做法是：患者如果认为自己可能是心肌梗死，可在呼叫急救中心后即刻嚼服阿司匹林。如果在家中没有服用或急救人员没有给予，可在到达医院后立即给予，这可挽救生命。

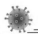

5. 免疫调节和癌症预防

已有研究表明，阿司匹林能通过免疫调节等机制降低结直肠癌的风险。对其他癌症是否有预防作用尚不明确。

6. 其他

在经皮冠状动脉介入治疗急性冠状动脉综合征时，需在支架植入后联合使用阿司匹林和另一种抗血小板药。

对于闭塞性外周动脉疾病（指腿部等动脉闭塞或狭窄，通常是动脉硬化使血流减少所致），使用阿司匹林可阻止血栓形成并降低因疾病进展而发生心肌梗死或卒中的风险。

（三）阿司匹林是如何起作用的

要想知道阿司匹林是如何起作用的，就不得不说说前列腺素发现的故事。

1930 年，美国的两位妇科医生发现人的子宫接触到精液后能收缩或舒张。1935 年，研究人员发现起作用的是一种脂溶性酸，由于这种物质来源于前列腺，便将之命名为前列腺素。1962 年，研究人员阐明了前列腺素 E_1 和前列腺素 F1α 的结构。1964 年，研究人员利用花生四烯酸合成了前列腺素 E_2，随后血栓素 A_2、前列环素 I_2 和白三烯等依次被发现。1971 年，3 位研究人员发现阿司匹林等非甾体抗炎药发挥作用主要是通过抑制前列腺素的生物合成，这个卓越的发现将 1970 年因前列腺素的发现获得的诺贝尔奖与 1982 年因阿司匹林作用机制的发现而获得的诺贝尔奖联系在了一起。

后来的研究发现，前列腺素有很多种类，每一类对不同的器官组织又有不同的作用，能介导诸如发热、疼痛、炎症、免疫、胃保护、血栓形成等生理病理过程，导致影响前列腺素合成的药物（如非甾体抗炎药）的作用、用途和不良反应所涉及的面很广,也很复杂,有些作用由于所用剂量等的不同还迥然相反。例如,小剂量的阿司匹林主要作用于血小板(因为在血小板中浓度相对较高),可抑制其聚集(对抗血栓形成);而大剂量时则主要作用于血管壁(主要因为在血管内皮细胞中浓度相对较高),能促进血小板聚集(促进血栓形成)。再如,胃中的前列腺素保护胃黏膜,使其免受胃酸和侵入物的破坏,而阿司匹林等抑制前列腺素的合成,因而患者用药后可能会出现胃不适甚至胃出血等副作用。20世纪90年代初,科学家们又发现阿司匹林等非甾体抗炎药是通过抑制环氧酶而减少前列腺素的合成。阿司匹林等非甾体抗炎药的作用机制见下图。

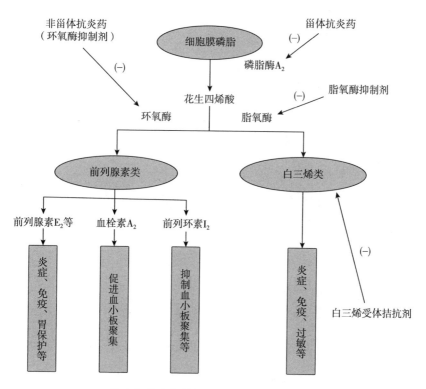

■ 花生四烯酸代谢途径和药物作用机制示意图

（四）应用阿司匹林等药物时应注意些什么

1. 注意胃肠道反应

阿司匹林等可引起胃部不适、胃溃疡和胃出血等，常需合并使用胃保护剂或改用肠溶制剂。因此最好饭后服用，消化道溃疡患者应谨慎使用或不用。

2. 注意凝血功能

其对血小板有不同影响，小剂量使用有可能降低血小板功能，因而有增加出血的风险；大剂量使用时则有可能促进血小板聚集，导致血栓。通常在手术前不应服用阿司匹林。使用时应监测凝血功能。

3. 注意水杨酸反应

服用量大时会出现神经症状，如头疼、眩晕和视力减退等；用药量过大时还有可能引起精神错乱、惊厥或昏迷等。这些症状被称为水杨酸反应，通常停药后2~3周可消失。

4. 注意过敏反应

阿司匹林可引起哮喘等过敏反应（由阿司匹林引起的哮喘特称为阿司匹林哮喘）。过敏反应多见于鼻炎和鼻息肉患者。出现的症状除了哮喘、皮疹和瘙痒等之外，还有可能出现严重的呼吸问题，甚至休克。出现这些情况应立即采取急救措施。

5. 注意耳部毒性

阿司匹林可破坏耳部，表现为听力损伤、耳鸣（耳中异响或有铃声）、行走或平衡出现问题，也可能发生短暂眩晕。因此应服用最低有效剂量，并采用最短疗程。如有可能，用药前应测量听力，并在治疗过程中监测听力。

（五）阿司匹林的同类药有哪些，各有何特点

由于使用大剂量阿司匹林会有胃痛和耳鸣等副作用，因而限制其在抗炎等方面的应用。甾体抗炎药由于不良反应多，又无法当作日常使用的抗炎药，只能用于处理紧急严重的炎症。因此，自 20 世纪 50 年代开始，科学家们集中研发其他非甾体抗炎药。功夫不负有心人，在 20 世纪 60 至 70 年代，有不少新的抗炎药上市，吲哚美辛最早于 1961 年上市，但有严重伤胃的副作用，现已少用。其他常用药物包括以下几种。

1. 对乙酰氨基酚

又称扑热息痛。该药的退烧和止痛作用与阿司匹林相当，但几乎没有有效的抗炎作用，也几乎不影响凝血功能，对胃的副作用也轻微，但大剂量使用时可能导致不可逆的肝损伤。

2. 布洛芬和奈普生

对胃的刺激比阿司匹林少，但可加重哮喘，对阿司匹林过敏者可能也会对该药过敏，对凝血功能的影响比阿司匹林小。

随着研究的深入，后来科学家们发现，环氧酶至少有两种亚型（环氧酶 1 和环氧酶 2）。阿司匹林等对这两种亚型均有明显抑制作用，没有选择性，因而不良反应多。所以，研发选择性抑制环氧酶 2 的药物在 20 世纪 90 年代后期成为热点，而且此类药物上市后一度成为最畅销的药物。但后来发现此类药物有发生心肌梗死的风险，所以，历史上发生过罗非昔布（商品名万络）退市事件。目前此类药物仍在临床上使用的只有少数几个，如塞来昔布和尼美舒利等，主要用于治疗类风湿关节炎等自身免疫病，前者还可用于治疗结肠息肉等。

第三节 "全能"救命药——甾体抗炎药

本类药物被称为甾体抗炎药，以对应于本章第二节介绍的以阿司匹林为代表的非甾体抗炎药。常用的药物有可的松、氢化可的松、泼尼松、泼尼松龙、地塞米松、倍他米松、氟氢可的松和曲安西龙等。

由于该类药物在几乎所有器官组织均有可能产生生理和药理作用，一直是医生开具处方最频繁的药物，被人们称为"全能药"或"万能药"，它们的应用和停用均有可能引发一系列严重不良反应，甚至危及生命。因此，在决定是否使用此类药物时，均应仔细权衡利弊，绝不可真的当成"全能药"滥用或错用。

（一）甾体抗炎药是如何发现的

肾上腺是位于肾脏上方的一块小小组织，它分泌几种对身体很重要的激素（激素又被称为荷尔蒙，一种在体液中循环的，在远离其产生部位发挥效应的化学信使物质），其中由肾上腺皮质束状带产生的一类激素为糖皮质激素（如可的松）。

可的松是 19 世纪 30 年代由美国梅育诊所一位化学家和一位风湿病医生合作研究发现的。当时，激素陆续被发现，成为医学的大热门，且许多疾病都归于激素失调。该诊所分离出可的松后，很快就受到关注，并奇迹般地给类风湿关节炎患者带来新的治疗机会。但可的松得来不易，因为从肾上腺中只能提取少量，不够病人使用，几年后才实现用化学方法人工制造可的松。但又因其是注射剂，无法口服，直至研制出一系列供口服的可的松衍生物。因其对糖代谢的影响最早为人们所认识，故此类药物又被称为糖皮质激素，以区别于来自肾上腺皮质球状带的盐皮质激素（醛固酮）和少量来自肾上腺皮质网状带的性激素（如睾酮和雌二醇）。

（二）甾体抗炎药有哪些作用和用途

此类药物本身在体内是极其重要的生理调节分子，对机体的发育、生长、代谢（指身体对物质进行化学结构改变的过程，包括糖类代谢、脂类代谢和蛋白质代谢）和免疫功能等起着十分重要的调节作用，因而有很多生理和药理作用及用途，对许多危及生命的严重疾病均有效，故也是名副其实的救命药。其主要药理作用和用途分述如下。

1. 抗炎作用

该类药物是现有的最强效抗炎药，可用于产生炎症的各种疾病，包括感染性疾病，如新冠病毒感染后引发肺炎等，严重炎症反应时常可挽救患者的生命。但该类药物无抗菌活性，一般病毒感染也不用。对于严重的急性感染性疾病，必须同时应用有效的抗感染药物。对该类药物是否能减缓炎症进程尚有争议。

我们知道，炎症反应是机体的一种防御功能。因此，该类药物在抑制炎症并减轻症状的同时，也降低了机体的防御功能，尤其是在口服或静脉给药时可致感染扩散，阻碍伤口愈合。当已存在感染时，要格外当心。

2. 抗免疫和抗过敏作用

该类药物是免疫系统的强力抑制剂，对免疫过程的许多环节均有抑制作用。首先，抑制抗原提呈细胞对抗原的吞噬和处理；其次，通过影响再分布导致人血中淋巴细胞减少；最后，治疗剂量主要影响细胞免疫，尚未证实治疗剂量能抑制人体内的体液免疫（抗体生成）。

该类药物可用于治疗各类自身免疫病（兼有抗炎作用，因不良反应多且严重，只能在疾病早期短时间使用）和器官移植手术后的排斥反应（可能需终生用药）等。

该类药物有抗过敏作用，对各种过敏症有效，如急性荨麻疹、血管神经性水肿、接触性皮炎、过敏性哮喘等。通常局部使用，仅在症状严重或广泛且其他治疗无效时才用该类药物的口服或注射剂型。

3. 抗毒和抗休克作用

超大剂量时该类药物有抗毒和抗休克作用，能提高机体对细菌内毒素（为革兰氏阴性菌细胞壁的脂多糖）的耐受性，但对细菌外毒素（为细菌在生长代谢过程中释放到菌体外的蛋白质）无效，也不能中和或破坏内毒素。

因此，在使用有效抗感染药物治疗的同时，该类药物可用于中毒性休克的治疗。此时应尽早短时间使用超大剂量该类药物，见效后立即停药。对过敏性休克，首选肾上腺素，次选该类药物。对心源性休克，需结合病因治疗。对低血容量性休克，在补液和补电解质或输血后效果不佳时，可合用超大剂量的该类药物。

4. 对血液和造血系统的作用

该类药物能刺激骨髓造血，使红细胞和血红蛋白含量增加，大剂量使血小板增加，提高纤维蛋白原浓度，缩短凝血时间；使中性粒细胞数量增多，但降低其游走、吞噬和消化等功能，故可用于急性淋巴细胞性白血病、恶性淋巴瘤、再生障碍性贫血、粒细胞减少和血小板减少等。

5. 补充或替代治疗作用

基于该类药物可补充体内糖皮质激素的不足，可用生理剂量补充或替代治疗原发性或继发性肾上腺皮质功能减退（包括肾上腺危象）及肾上腺次全切除术后等。

（三）甾体抗炎药是如何发挥作用的

该类药物为磷脂类，易于通过细胞膜进入细胞，与靶细胞胞浆内的糖皮质激素受体结合，再通过一系列复杂过程进入细胞核，继而启动基因转录而产生各种生理和药理作用。这是该类药物的基因效应。

该类药物介导的某些效应可在极短的时间内发生，这些作用的产生不需要通过基因转录和蛋白质合成，称为非基因效应。可能机制包括通过细胞膜上的糖皮质激素受体介导，对细胞代谢直接产生影响，细胞质受体外成分介导的信号通路等。

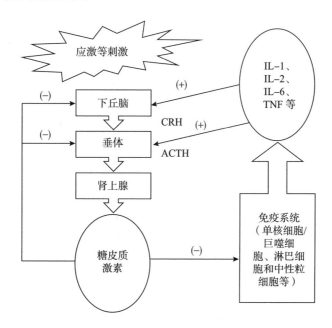

■ **HPA 轴及其与免疫系统的关系示意图**

说明：图中"＋"表示正向调节（正反馈），"－"表示负向调节（负反馈）。肾上腺分泌糖皮质激素的速率取决于垂体的促皮质激素（ACTH）引起的释放波动。ACTH 则受下丘脑促皮质激素释放激素（CRH）的调节。下丘脑–垂体–肾上腺（HPA 轴）是一个保证糖皮质激素处于正常分泌水平的整合系统，其调节 3个特定的模式，包括维持糖皮质激素生成基本水平的昼夜节律，由糖皮质激素调节的负反馈，应激（如损伤、感染和疾病）状态下糖皮质激素的生成明显升高。HPA 轴和免疫系统对应激的反应有相互作用，而且这些相互作用对体内环境保持稳态非常重要。

此外，该类药物作为体内重要的激素，受到 HPA 轴的调节，并与免疫系统相关联。其中，昼夜节律使得 ACTH 的峰水平出现于清晨，导致体内糖皮质激素水平在上午 8 点左右达到峰值。负反馈调节可发生于 HPA 轴的各个水平，并对维持循环中糖皮质激素正常水平起重要作用。应激刺激能取消正常的负反馈调节机制，使血液中糖皮质激素水平大大升高。糖皮质激素又可在多个层面抑制免疫系统，从而对单核细胞/巨噬细胞、淋巴细胞和中性粒细胞等产生影响。应激状态可增加 IL-1、IL-2、IL-6 和 TNF 等细胞因子的生成，这些细胞因子又可刺激 HPA 轴。

（四）应用甾体抗炎药时应特别注意哪些

此类药物是一把双刃剑，长期大剂量使用可能产生许多不良反应，用得好是救人的天使，用得不好是杀人的魔鬼。当用途（适应证）与禁用（禁忌证）同时并存时，应全面分析，权衡利弊，慎重决定。一般来说，对于病情危重急需挽救生命的用途时，虽有禁用情况存在，仍不得不用，待危急情况过去后尽早停药或减量，绝不能超剂量、超疗程、超范围和无指征用药，更不能真的将此类药物作为"全能药"。

长期使用此类药物，特别是大剂量口服或注射给药会产生许多不良反应，几乎涉及人体的每一个器官组织。这些不良反应统称为类肾上腺皮质功能亢进综合征，常见的症状有皮肤变薄伴皮纹和瘀斑、高血压、高血钠、低血钾、血糖升高、血脂异常、白内障、面部浮肿（满月脸）、水牛背、痤疮、多毛、腹部肿胀、上臂和腿变细、伤口愈合不良、儿童发育迟缓、骨钙丢失（可致骨质疏松）、饥饿、闭经、体重增加和情绪激动等，还有可能导致或加重心力衰竭和消化道溃疡等。吸入和皮肤外用时不良反应远少于或轻于口服或注射给药。这些不良反应在停药后大多可自行消退，必要时可对症处理。

当经口服或注射途径长期使用此类药物时不能骤然停药，因为外源性药物对肾上腺皮质产生糖皮质激素的抑制需要一定的时间才能恢复，骤然停药有可能发生致命的肾上腺皮质功能减退。为此，在用药后期应逐渐减少剂量。服用此类药物时应严格遵守医生的剂量指导，这一点很重要。

此类药物长期使用尚有可能出现反跳现象。因患者高度依赖此类药物或病情尚未完全控制，骤然停药或减量过快可致原发疾病复发或恶化。此时常需加大剂量再行治疗，待症状缓解后再逐渐减量、停药。

糖皮质激素的分泌具有昼夜节律性，每天上午 8 点左右为分泌高峰，随后逐渐下降，至午夜 12 点左右最低。所以，外源性糖皮质激素对 HPA 轴的抑制性影响在早晨最小，午夜最大。故可随这一规律在长期应用中采用隔日一次给药，将一日或两日的总药量在隔日早晨一次给予，此时正值糖皮质激素分泌高峰，对肾上腺皮质功能的抑制较轻。

此类药物的禁忌证主要包括：①抗感染药物不能控制的病原体感染。②活动性消化道溃疡和角膜溃疡。③严重高血压和动脉硬化。④糖尿病。⑤骨质疏松。⑥孕妇。⑦外伤或手术恢复期、骨折。⑧肾上腺皮质功能亢进。⑨严重精神病、癫痫。⑩心、肾功能不全者。

第四节　新型小分子抗炎免疫调节药

治疗自身免疫病的小分子药物除了前两节叙述的非甾体抗炎药和甾体抗炎药之外，尚有一些新型小分子抗炎免疫调节药，现做一介绍。

（一）富马酸酯类

早在 20 世纪 50 年代，德国和瑞典就开始将富马酸酯（为混合物）外敷到皮肤上来治疗银屑病；2013 年，美国批准富马酸二甲酯上市，用于治疗多发性硬化；2019 年，美国又批准富马酸单甲酯上市，用于治疗多发性硬化。一种常用的化工原料（为防腐剂）变成了治疗自身免疫病的"神药"，创造了新药研发历史上最成功的"创新"案例之一。

此类药物的作用机制仍不完全清楚，可能涉及影响 3-磷酸甘油醛脱氢酶的作用和糖酵解通路；通过调节氧化还原系统，影响细胞内硫醇水平；有潜在的解毒作用，等等。

（二） Janus 激酶抑制剂

此类药物均为 Janus 激酶（JAK，为非受体酪氨酸激酶家族成员）抑制剂，通过抑制 JAK 来干扰炎症过程的细胞内信号转导通路而产生抗炎作用。

此类药物有显著的抗炎作用，可用于治疗多种自身免疫病，如类风湿关节炎、溃疡性结肠炎和强直性脊柱炎等。

此类药物常用的有托法替布（又称托法替尼）、巴瑞替尼和乌帕替尼等。托法替布迄今已有超过 5 种适应证获批，其口服液还于 2020 年获批用于治疗儿童特发性关节炎。

此类药物正不断迭代上市，各有千秋，患者一定要注意使用说明书中的相关警告（特别注意此类药物有增加感染和血栓形成的风险），在医生指导下合理使用。

（三）二氢乳清酸脱氢酶抑制剂

二氢乳清酸脱氢酶（DHODH）主要存在于线粒体内膜上，是一种参与嘧啶从头合成的关键酶，能催化二氢乳清酸发生脱氢反应，使其转化为乳清酸。

DHODH 抑制剂能通过抑制 DHODH 减少嘧啶合成。已上市的品种主要有来氟米特和特立氟胺（为来氟米特的活性代谢物），它们均为具有抗炎作用的免疫调节剂，前者被批准用于治疗类风湿关节炎和狼疮性肾炎等，后者被批准用于治疗多发性硬化等。它们的确切作用机制尚不清楚，可能与抑制嘧啶合成，从而减少活化的淋巴细胞数量等有关。临床应用中要特别注意这两个药物的肝毒性。

（四）鞘氨醇-1-磷酸受体1调节剂

已知，髓鞘是包围神经的保护层，在多发性硬化患者中受到免疫细胞的攻击而受损。鞘氨醇-1-磷酸受体1（S1P1）调节剂能抑制S1P1活性，将免疫细胞束缚在淋巴结中，从而降低循环中免疫细胞的数量，以减少进入中枢神经系统的免疫细胞量，从而降低对髓鞘的损伤。

S1P1调节剂珀奈莫德已于2021年3月获批上市，用于治疗多发性硬化。

（五）白芍总苷

商品名为帕夫林，原名白芍总甙，为抗炎免疫调节剂，被批准用于治疗类风湿关节炎等。

在动物实验中，此药对多种炎症性病理模型如佐剂性关节炎模型和角叉菜胶诱导的足爪肿胀模型等具有明显的抗炎和免疫调节作用。笔者的研究表明，在环磷酰胺（一种癌症化疗药）诱导的免疫增高和免疫降低模型中，该药对辅助性T细胞/调节性T细胞比值有双向调节作用。

临床研究中发现，该药能改善类风湿关节炎患者的病情，减轻患者的症状和体征，并能调节患者的免疫功能。此外，该药还有一定的保肝作用。临床使用中偶有软便或排便次数增多，甚至腹泻等消化道不良反应。

该药为白芍的有效部位，主要活性成分为芍药苷。基于此，科学家们正在研制新一代抗炎免疫调节药，期待在炎症免疫反应软调节方面取得突破。

（六）雷公藤多苷

雷公藤多苷（为雷公藤的有效部位）具有抗炎和免疫调节作用，批准用于治疗类风湿关节炎、肾病综合征、自身免疫性肝炎等。因有较多不良反应，且涉及多系统损害，因此应严格按照说明书在医生指导下使用。

笔者于 20 世纪末和 21 世纪初在《未来药物》（西班牙）杂志上推介过包括雷公藤在内的我国天然产物研究成果（为连载），主编还加了述评。

（七）青蒿素类

大家知道，以青蒿素为代表的该类药物在我国乃至全球（尤其是非洲）抗击疟疾的战役中发挥了巨大作用，以屠呦呦为代表的我国科学家为此作出了历史性贡献，终于使我国于 2021 年被 WHO 确认为彻底消灭疟疾的国家，屠呦呦也因此荣获 2015 年度诺贝尔生理学或医学奖（为我国本土首位获此殊荣的科学家）。

多年来的研究还发现，此类药物除了可以用于治疗疟疾外，还有抗炎和免疫调节等作用。研究表明，青蒿素类药物对免疫功能的影响与所用剂量及机体免疫功能状态等有密切关系。用多种动物模型和多项免疫指标考察的结果发现，青蒿素等对非特异性免疫和体液免疫有抑制作用，但对细胞免疫则呈现增强效应，尤其是能提高免疫应答效应阶段调节性 T 细胞的活性。

因此，此类药物有望用于治疗多种自身免疫病。据悉，双氢青蒿素治疗系统性红斑狼疮的临床研究正在进行，值得期待！

（八）二甲双胍

近年来的研究发现，二甲双胍（原研商品名格华止）除了作为经典的基础降血糖药外，还具有多方面的潜在作用和用途，如同阿司匹林一样，被人们称为又一"神药"。以下为文献报道的各种新作用和新用途，但需要注意，这些新用途还未获得监管部门批准，尚不属于药品说明书中的法定适应证。①抗炎和免疫调节：有望用于治疗多发性硬化；可能减轻 HIV 患者的慢性炎症，也可能抑制细胞内 HIV 复制；可能改善动脉硬化等慢性炎症。②抗癌：可能降低食管癌、胃癌、肠癌、乳腺癌、前列腺癌等癌症发生的风险。③减肥。④抗衰老。⑤心血管保护：有望降低心血管疾病发生风险。⑥脑血管保护：有望用于卒中的预防。⑦抗大脑损伤和认知障碍：有望降低早老性痴呆发生风险。⑧改善肠道菌群。⑨逆转肺纤维化。⑩胃保护。⑪防雾霾。⑫抗孤独症。⑬预防黄斑变性。⑭降低肾衰竭和肾病死亡风险。⑮抗脱发。⑯协助戒烟。⑰糖尿病患者术前服用，有望降低病死率。⑱抗多囊卵巢综合征（为超适应证使用）。⑲缓解先兆子痫：有望降低特定孕妇流产和早产风险。⑳有望降低糖尿病患者或肥胖女性新冠病死率。

特别提醒：二甲双胍的上述潜在新作用和新用途虽然神奇、令人欣喜并充满期待，但目前作为降糖处方药，非适应证人群万万不可擅自服用，必须严格遵循药品使用说明书和医嘱。

第五节　超级重磅炸弹"修美乐"引领的大分子药物

如果用战争来做比喻的话，本章前三节介绍的小分子药物对于自身免疫病更像是"地毯式轰炸"——威力大但精确度不足，可能误伤平民。本节描述的大分子药物主要为利用生物技术制造的抗体（单抗），也有一些融合蛋白，属于生物制剂，它们针对与自身免疫病密切相关的细胞因子（姑且称它们为"犯罪分子"）实施精准打击，更像"精准制导武器"，具有靶向性更强、速效、副作用相对较少等独特优势，已成为目前治疗自身免疫病的重要品种。其中，商品名为"修美乐"的阿达木抗体自 21 世纪初上市以来很快成为最畅销的品种，以无比惊人的销售业绩（全球年销售额高达200亿美元左右，超过之前的另一"重磅炸弹"——商品名为立普妥的调节血脂药阿托伐他汀钙）成为当下全球药物市场上的"超级重磅炸弹"。

（一）治疗自身免疫病的抗体有哪些

1. 靶向肿瘤坏死因子的抗体

已有研究表明，肿瘤坏死因子是很强的炎症因子，可由单核细胞/巨噬细胞、树突状细胞及某些淋巴细胞等受到免疫刺激后分泌，与免疫介导的肠道、皮肤、关节等处多种疾病有关，因而在自身免疫病中扮演关键角色，现已成为治疗自身免疫病的重要靶点。

抗肿瘤坏死因子的抗体是目前治疗自身免疫病不可缺少的药物。已上市的品种包括阿达木抗体（原研商品名修美乐）、塞妥珠抗体（又称妥珠抗体）、戈利木抗体（原研商品名欣普尼）和英利昔抗体（原研商品名类克，本品也可归属于融合蛋白）等，被批准用于治疗类风湿关节炎和儿童特发性关节炎等多种自身免疫病。

2. 靶向 IL-1 的抗体

已知活化的单核细胞/巨噬细胞等产生 IL-1，后者作为炎症因子，是炎症信号的关键信使，在自身免疫病和动脉硬化及血管重塑等方面均起重要作用，故靶向 IL-1 的抗体可有多种临床用途。目前已上市的品种有卡纳抗体（又称卡那抗体），被批准用于治疗儿童特发性关节炎和难治性痛风性关节炎等，其在动脉硬化等心血管疾病中的应用正在临床研究中。

3. 靶向 IL-2 受体的抗体

IL-2 为调控免疫应答和炎症反应的重要免疫分子和炎症因子，其靶细胞包括 T 细胞、B 细胞、自然杀伤细胞、单核细胞/巨噬细胞等。自身免疫病患者 IL-2 受体水平明显增高，故靶向 IL-2 受体的抗体能用于治疗自

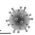

身免疫病。

已上市的品种包括阿仑抗体（又称阿仑珠抗体），被批准用于治疗多发性硬化和慢性 B 细胞白血病等。

4. 靶向 IL-6 受体的抗体

IL-6 为一种多效应细胞因子，也是机体重要的炎症因子，在类风湿关节炎等自身免疫病的发病中起重要作用。靶向 IL-6 受体的抗体为 IL-6 受体阻滞剂，能特异性结合 IL-6 受体，抑制通过此受体介导的炎症信号转导通路。此类药物已上市的有托珠抗体（原研商品名雅美罗），被批准用于治疗类风湿关节炎等。另外，2021 年 7 月，WHO 推荐托珠抗体等靶向 IL-6 受体的抗体与甾体抗炎药作为"救命药"联合用于治疗新冠肺炎危重患者，以对抗所出现的细胞因子风暴。

5. 靶向 IL-12/23 的抗体

IL-12 和 IL-23（参见后面叙述）也属于炎症因子，在自身免疫病发生发展中起关键作用。此类双靶点抗体已上市的品种为乌司奴抗体（原研商品名喜达诺），被批准用于治疗银屑病、溃疡性结肠炎和克罗恩病等。

6. 靶向 IL-17 的抗体

IL-17 和 IL-23 均为炎症因子，在自身免疫病（尤其是慢性皮肤自身免疫病如银屑病）中起关键作用。已知，参与银屑病炎症免疫反应的是一种特殊的辅助性 T 细胞（Th17），此类细胞在皮肤表层分泌 IL-17 和 IL-23 等。这些因子促进皮肤细胞增生，皮肤表面细胞长得快但死得多，因而皮肤增厚，表面呈现鳞片状且有银屑。靶向 IL-17 和 IL-23 的抗体能干扰这两个因子介导的炎症信号转导级联反应，故可用于治疗银屑病等自身免疫病。

目前靶向 IL-17 的抗体上市的品种有苏金抗体（原研商品名司库奇尤）和依奇珠抗体（原研商品名拓咨）等，被批准用于治疗银屑病等。

7. 靶向 IL-23 的抗体

IL-23 在介导银屑病等自身免疫病中起着重要作用，故靶向 IL-23 的抗体对治疗银屑病等有效。已上市的产品有古塞奇尤抗体（原研商品名特诺雅）等，被批准用于治疗银屑病等。

8. 靶向淋巴细胞功能相关抗原 1 的抗体

淋巴细胞功能相关抗原 1 能与黏附分子相互作用，促进 T 细胞黏附、移动和活化等。依发珠抗体靶向这一抗原，被批准用于治疗银屑病和器官移植排斥反应。

9. 靶向 B 细胞活化因子的抗体

B 细胞活化因子（又称 B 细胞刺激因子）主要由 T 细胞、树突状细胞和单核细胞等产生，可促进 B 细胞成熟和分化，在免疫应答中起重要作用，并与自身免疫病密切相关。针对这一靶点上市的品种有贝利尤抗体（又称贝利木抗体），能阻止 B 细胞刺激因子与 B 细胞结合，促进 B 细胞凋亡，被批准用于治疗系统性红斑狼疮等。

10. 靶向 B 细胞的抗体

研究表明，B 细胞在自身免疫病进展中扮演着关键角色。靶向 B 细胞的抗体能清除 B 细胞，故能阻止疾病进展并产生持续的益处。

靶向 B 细胞的抗体目前上市的有利妥昔抗体（原研商品名美罗华）和奥瑞珠抗体等，前者被批准用于治疗类风湿关节炎和 B 细胞淋巴瘤等，后者被批准用于治疗多发性硬化等。

（二）治疗自身免疫病的融合蛋白主要有哪些

融合蛋白是将具有理想的免疫修饰和抗病特性的不同蛋白质"融合"在一起而制成的药物。当给予人体时，新产生的融合蛋白可用于修饰天然免疫反应，从而可用于治疗多种疾病，包括自身免疫病。

目前用于治疗自身免疫病的融合蛋白类大分子药物包括依那西普（原研商品名恩利）、益赛普（原研商品名强克）、泰他西普（原研商品名泰爱）、阿贝西普（又名阿帕西普）、阿来西普（又名阿法塞特）等。

（三）临床应用时应特别注意哪些

无论是抗体还是融合蛋白，这些大分子药物均需注射给药，均有可能引起注射局部的不良反应，如皮疹、红斑、瘙痒、疼痛或肿胀等。如出现严重过敏反应等，应立即停药并进行紧急处理。

此类药物在临床应用中还应特别注意有可能增加感染的风险，尤其是呼吸道（包括肺部）、泌尿道或皮肤感染等，还有可能发生进行性多灶性白质脑病（一种脑和脊髓的罕见致命感染），必要时要加用抗感染药物。有败血症、活动性结核病、活动性乙肝等感染性疾病患者禁用此类药物。治疗期间不要接种活疫苗，大手术前也不要用此类药物。

此类药物还有可能引起恶心、呕吐、腹痛、腹泻、头痛、发热、关节疼痛和肝损害（转氨酶升高）等不良反应。此类药物也可能增加发生癌症的风险，使用前要制定风险最小化用药计划。

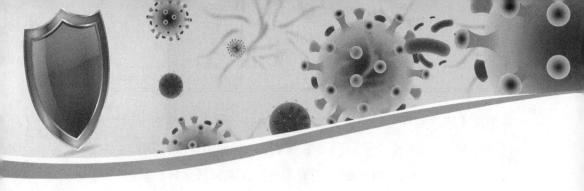

第五章　如何战胜过敏症

过敏反应被定义为机体对环境中原本无害的物质所产生的不适当的免疫反应，由此引发的过敏性疾病，本书特称为过敏症。

有些人的免疫系统把对大多数人无害的物质标记为"有害物质"，并下达动员令，号召机体的防御力量进行抵抗，这就导致了过敏症。所以，过敏症是一种病理性的免疫亢进，也是免疫力失衡的表现。无论是皮肤瘙痒或起疹子，还是过敏性鼻炎或哮喘等，都是免疫系统为了保护自身所引起的各种过激反应。因此，战胜过敏症，关键是不要让免疫力失衡。

对于过敏症，除了使用甾体抗炎药和肾上腺素外，靶向组胺、白三烯和缓激肽等过敏介质的经典治疗药物也一直在临床上广泛应用。脱敏疗法及抗体等免疫治疗也能明显减轻各种过敏症状，但一般认为，消除或避免过敏原是防治过敏症的基本方法。

现在就让我们一起来了解自古以来令人非常困扰的过敏症及其防治！

第一节　　概　　述

大家知道，免疫系统是机体的防御系统，保护机体免受感染或其他疾病的困扰。通常来说，免疫系统会对细菌、病毒或癌细胞等起反应而攻击它们。当机体的免疫系统对诸如食物或花粉等本来对机体无害的物质起反应时，即可发生过敏反应并导致过敏症。触发过敏症的物质，在医学上统称为过敏原。

（一）什么是过敏症

当触摸、食用、呼吸可以引起过敏的东西（即过敏原）时发生的反应称为过敏反应，由此导致的疾病称为过敏症。

过敏症可分为轻型和重型。轻型虽然症状轻微，但也是令人不快的。重型过敏症是严重、突发和危及生命的过敏症，可出现全身瘙痒性皮疹、咽喉肿胀和呼吸困难，甚至可能出现昏倒等重度症状，如果不及时治疗会致命，而且这些症状通常在接触过敏原后很快发生，所以一旦出现症状，需立即去急诊。

（二）过敏症是如何发现的

虽然过敏症很普遍，但在上百年前要认识到这是一种与免疫有关的疾病确实很难。一方面，因为在那个时候过敏症还没有现在这样常见；另一方面，更为重要的是人们对免疫学认知的缺乏。事实上，科学家们发现过敏反应这一现象及过敏症，其灵感并不是来自人类的过敏症，而是一些关于疫苗的实验，这需要从一百多年前说起。

19世纪末，在大量免疫接种案例中细心的科学家们观察到一种特殊的现象，有些毒素在多次接种后会引起人或动物针对这种毒素的很强的免疫反应，以致休克和死亡，但将多次的剂量加在一起一次性注射，机体并不会对这种毒素产生过度反应。1900年，里歇（又译为瑞切）开始研究一种热带水母体内的毒素。他发现某些动物注射了第一剂毒素后能存活下来，但当再对该动物进行第二次小剂量毒素注射后动物出现死亡现象。通过实验他发现，要出现这一死亡现象，第一次和第二次的注射时间需要间隔2~3周。里歇从间隔时间的要求这一现象推测：动物的身体需要相隔一段时间以对第一次注射的毒素进行某种处理。1902年公布了这一研究结果后，他在接下来的10年时间内开展了一系列实验，最后在1912年提出过敏反应这一概念，并认为它是由免疫系统针对毒素过度反应所导致的现象。

可见，提出过敏反应这一概念是一个艰难的过程，因为疫苗的接种本身是一种保护机体的措施，而过敏反应则对机体是有害的。从保护到有害，其中思维的转变非常艰难。从此，过敏反应及过敏性疾病（即过敏症）的概念很快得到科学界的认可，并开启了人类对过敏症研究的新时代。一年后的 1913 年，里歇因此荣获诺贝尔生理学或医学奖。

（三）过敏症的产生机制是什么

研究发现，过敏症主要是由 IgE 抗体、肥大细胞或嗜碱性粒细胞介导的。过敏原与肥大细胞或嗜碱性粒细胞上结合的 IgE 相互作用，使肥大细胞或嗜碱性粒细胞产生并释放过敏介质（如组胺和白三烯），导致各种临床症状。过敏症发生时效应阶段主要有下列表现：①呼吸道和胃肠道等平滑肌痉挛。②毛细血管扩张和血管通透性增加，导致全身血容量降低，血浆外渗，局部组织水肿，严重者可致休克。③腺体分泌增加，导致流泪、流鼻涕、痰多、腹泻等。④刺激感觉神经导致强烈痒感。

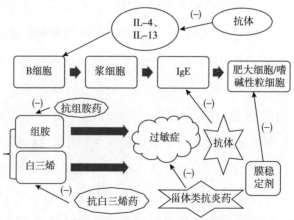

■ 过敏症的发生过程和药物作用机制示意图

说明：在过敏原（如花粉）的刺激下，B 细胞分化为浆细胞，浆细胞合成并分泌抗体 IgE，并作用于肥大细胞或嗜碱性粒细胞，后者产生并释放组胺和白三烯等过敏介质，最终导致过敏症。药物针对过敏症发生的不同环节发挥抗过敏作用。

当然，在过敏症的发生和发展过程中，除了 B 细胞、肥大细胞、嗜碱性粒细胞、组胺和白三烯等外，其他免疫细胞（如嗜酸性粒细胞、单核细胞/巨噬细胞和 T 细胞等）和其他过敏介质（如前列腺素、缓激肽、血小板活化因子和 5-羟色胺）也起了重要作用。

（四）什么可以引起过敏症

迄今并不确定为什么有些接触过某种物质的人会对该种物质产生过敏反应，而另一些人则不会。

过敏症有家族发病倾向。小时候接触或吃过的东西可能会影响长大后是否过敏或过敏的程度。

引起过敏症的常见物质包括：①昆虫叮咬。②房屋灰尘。③动物毛屑。④花粉（来自树木、草地等）。⑤霉菌。⑥某些食物或食物添加剂。⑦某些药物（如阿司匹林和青霉素）。⑧乳胶（如乳胶手套或避孕套）或含与乳胶相似过敏原的东西。

第一次接触过敏原时通常不发生过敏反应，机体通常需要再次暴露于某些物质才会产生过敏反应。然而，许多患者不知道或无法回忆第一次暴露。

（五）过敏症有哪些症状

过敏症的症状各异，通常情况下同一患者每次症状一致。

轻度过敏症可能出现以下症状：眼睛流泪或瘙痒；流鼻涕或打喷嚏；

皮肤瘙痒，有时会出现皮疹或红色发痒且略微凸起的斑块（称为荨麻疹）。

重度过敏症可能出现下列症状：全身瘙痒；眼睛、嘴巴、舌头和喉咙肿胀；喘息、呼吸困难甚至呼吸停止；腹部痉挛、胃部不适或呕吐；由于血压下降导致头晕、昏倒或休克；癫痫发作。

（六）如何预防过敏症

预防过敏症应做到以下几点：①避免可能引起过敏的东西（即过敏原）。②如果对某些难以避免的东西过敏，如昆虫叮咬，可向医生咨询打脱敏针。脱敏针只含极微量的过敏原，给患者多次注射，患者的机体就会适应该物质，当再次接触该物质时就不会出现过敏症或出现的症状较轻。③随身携带抗过敏药物。如果身处过敏原附近或已开始出现症状，可先自行用药，然后前往医院治疗。

避免过敏原的可能措施包括：①停用某种可能引起过敏的药物。②让宠物待在门外或限制它们到某些房间，定期为动物洗澡。③安装高效空气过滤器。④不吃某些可能引起过敏的食物。⑤去除或经常清洁容易积灰的器具，如有套子或用布覆盖的家具、地毯、窗帘、百叶窗、小装饰品、玩具和书籍等。⑥在床垫（单）和枕头上放上特别的盖子以防尘螨。⑦使用合成纤维枕头、细密织物的垫子和枕套，以使尘螨和其他过敏原颗粒难以穿透。⑧经常用热水清洗床单、枕套和毯子等。⑨经常清扫房间，包括除尘、吸尘和湿拖，经常用热气熏蒸房间。⑩在地下室或其他潮湿房间使用空调和除湿装置（高湿度会增加尘螨孵化）。⑪灭蟑螂。蟑螂常被人们视为导致过敏反应的元凶。⑫给家具装上软垫，并定期更换。⑬对于严重季节性过敏患者，可以考虑迁居到没有相应过敏原的地方。

过敏者或过敏体质者应避免或减少如下因素的刺激：吸烟、强烈气味、刺激性烟雾、空气污染、低温环境、高湿度。

（七）如何诊断过敏症

可以根据症状和检查患者的情况来判断是否为过敏症，但很难确切地判断患者到底对什么过敏。患者可能需做皮肤测试或血液检查（如测定过敏原特异性抗体 IgE）来明确诊断。

（八）如何治疗过敏症

药物可通过多个环节治疗过敏症。对于轻度过敏症，可能采取的药物治疗包括甾体抗炎药（鼻喷或外涂等）、抗组胺药（口服或鼻喷等）、抗白三烯药（口服等）、抗缓激肽药（口服等）、减（解）充血剂（如伪麻黄碱口服）、肥大细胞膜或嗜碱性粒细胞膜的膜稳定剂（如色甘酸钠滴眼）。

对于重度过敏症，可能采取的措施（包括药物治疗）主要包括肾上腺素注射给药。基于其兴奋心脏、升高血压、舒张支气管平滑肌等作用，该药是过敏性休克等的急救药首选。患者宜随身携带预充式肾上腺素笔，遇到紧急情况时，患者可拔出笔帽，在大腿外侧肌肉丰富区域自行肌内注射。还可注射给予抗组胺药、甾体抗炎药、抗缓激肽药、抗体，通过注射给药和补液以升高血压。另可采用药物通畅气道并供氧以协助呼吸。严重者，可气管插管，用呼吸机协助呼吸。

（九）常见的过敏症有哪些

1. 血管（神经）性水肿

血管（神经）性水肿时患者的嘴巴、舌头和喉咙等部位皮下组织出现疼痛性肿胀，但没有荨麻疹。可能会突然开始并持续数周或数月。一旦发生，需立即去看急诊。

血管性水肿可分为遗传性和获得性两大类，后者在患上某些癌症或自身免疫病后可发生。损伤、感染、某些食物、怀孕、寒冷或精神压力等因素可触发此病。给予新鲜冷冻血浆有助于缓解症状，抗组胺药和甾体抗炎药通常无效。

2. 运动诱发的过敏症

运动诱发的过敏症是在运动期间或之后对运动产生的过敏反应，最常见的是哮喘，其他症状罕见。有时在进食后立刻运动也会发生。

加强身体体质锻炼或逐渐增加运动量可预防，抗哮喘药可治疗，开始运动前服用抗哮喘药也可用于预防。做一项运动应激测试可帮助诊断。

3. 食物过敏症

食物过敏症指的是对特定食物过敏。几乎所有的食物都可导致过敏，但儿童长大（大约10岁）后可能不再对某种食物过敏；成人发生食物过敏通常不会消失。

可用排查方法找出过敏的食物：从饮食中去除某种（些）食物，然后依次将它（们）加回去，以找出哪种（些）食物导致过敏。

在婴儿和幼龄儿童中最常见的过敏因素包括蛋类、牛奶、小麦、花生和大豆；在大龄儿童和成人中，最常见的是坚果和海鲜。

食物过敏有时被认为与儿童多动、慢性疲劳、关节炎、运动能力差、抑郁等有关，但这种关联尚未得到完全证实。

预防食物过敏症的最佳方法是避免接触或食用这些食物。

4. 物理性过敏症

物理性过敏症由物理刺激引起，包括寒冷、日光照射、热或其他导致出汗的刺激（如情绪激动或运动）、震动、轻微损伤（如搔抓）、物理压力等。有些化妆品或药物会引起光过敏。

移除过敏原常可避免。对于光过敏者可用防晒霜。

5. 季节性过敏症

季节性过敏症是指只在一年的某个时段空气中存在某种过敏原时发生的过敏。常见过敏原为花粉、草或空气中的霉菌孢子。可发生于春夏或秋冬季，时间取决于对何种物质过敏。

症状会随季节而反复，症状严重时可考虑打脱敏针。

6. 常年过敏症

全年可发生的过敏症称为常年过敏症。它是身体对空气中过敏物质的反应，最常见的如房屋灰尘，还有蟑螂粪便和家养动物的皮屑等。

常年过敏症除一般症状外，患者（尤其是儿童）可能会出现听力问题或耳部、鼻窦感染（鼻息肉）等。

最好的预防办法是避免过敏原。如果有反复的鼻窦感染，可能要做手术。

第二节　从组胺到抗组胺药

（一）组胺是如何发现的

组胺最初于 1910 年在麦角浸膏中作为子宫刺激物而被检出，接着被从中分离并合成得到。它属于麦角的偶然污染物，由细菌作用产生，但当时并不知道它与过敏和炎症的关系。到了 1927 年，研究人员从新鲜的脾和肺标本中分离出组胺后，才确认它是机体的天然成分。紧接着，研究人员又证明它存在于其他组织中，组胺一名由此确定下来。后来进一步的药理研究发现，内源性组胺在过敏反应中起重要作用，是第一个被确认的过敏介质。与此同时，组胺也被证实是一种重要的胃酸分泌调节物质。

（二）抗组胺药是如何发现的

抗组胺药首先于 1937 年在一系列具有酚性醚功能的胺中发现，此种物质能保护豚鼠耐受数倍致死剂量的组胺，能对抗组胺诱导的多种平滑肌痉挛，并减轻过敏性休克症状，但此化合物临床应用毒性太强。

直到 1944 年，同样的研究人员推荐了吡拉明。该药迄今仍为这一类中特异性最高和抗组胺作用最强的抗组胺药，后来又发展了无镇静副作用的第二代至第四代抗组胺药。

这位首先合成抗组胺药的科学家名叫博韦，他因此荣获 1957 年度诺贝尔生理学或医学奖。

（三）抗组胺药是如何起作用的

研究表明，抗组胺药能与组胺竞争效应细胞上的组胺受体，使组胺不能与组胺受体结合，从而抑制其引起的过敏反应或刺激胃酸分泌等作用。

目前知道，组胺至少通过与 4 种不同的组胺受体亚型结合发挥作用。许多针对组胺受体 1（H_1）或组胺受体 2（H_2）的选择性受体拮抗剂已经作为有效的抗过敏药或抗溃疡药而面市。组胺受体 3（H_3）受体主要存在于脑中，能调节神经递质释放，目前科学家们正在评估其在过敏症、炎症性疾病、早老性痴呆和肥胖等疾病中的临床意义和调控 H_3 受体的药物的临床应用潜力。组胺受体 4（H_4）受体在白细胞和肠组织中高度表达，使其成为过敏症和炎症性疾病中潜在的药物靶点。组胺受体及其拮抗剂等见下表。

◆ **组胺受体及其拮抗剂概况**

项目	分类			
	H_1	H_2	H_3	H_4
选择性拮抗剂	吡拉明	西咪替丁	无	无
组织表达	肺、血管和大脑等	心脏、胃和大脑等	神经等	肥大细胞和嗜酸性粒细胞等

项目	H_1	H_2	H_3	H_4
生理功能	平滑肌收缩等	胃酸分泌等	认知等	未知
疾病相关性	过敏症等	消化道溃疡等	痴呆等	炎症等

（四） H_1 拮抗剂的作用和用途有哪些

H_1 拮抗剂中的大多数药物具有以下作用和用途。

1. 抗组胺作用

该类药物有抑制血浆渗出和减轻组织水肿等作用，也有一定的松弛支气管和胃肠道平滑肌的作用。

该类药物对某些以组织水肿为特征的过敏症疗效较好。可用于过敏性皮肤病（如过敏性药疹、湿疹、荨麻疹），也可用于呼吸道过敏症（如过敏性鼻炎）。

2. 镇静作用

该类药物可抑制中枢神经系统，产生镇静和嗜睡作用，作用强度因个体敏感性、药物种类和剂量而异。镇静作用可能与拮抗中枢神经系统 H_1 受体有关。

该类药物可用于镇静催眠和手术前给药。

驾驶员和精密仪器操作者等人群在工作前应禁止服用具有明显中枢神经系统抑制作用的抗组胺药。

3. 其他作用

该类药物有抗震颤麻痹、防止呕吐和抗眩晕等作用，可能与其抗胆碱作用有关，还有一定的镇咳作用。

该类药物可用于治疗震颤麻痹和药物引起的锥体外系症状，也可用于治疗晕动病及放疗、怀孕或药物等引起的呕吐或眩晕等。

异丙嗪（非那根，H_1 拮抗剂）的镇咳作用较强，故也用在一些治疗咳嗽的复方制剂中。

（五）常用的 H_1 拮抗剂有哪些

用于治疗过敏症的 H_1 拮抗剂品种繁多，已从第一代发展到第三、第四代，其适应证和不良反应不尽相同，需在医生的指导下谨慎选择和使用。下面介绍一些常用品种。

1. 扑尔敏

扑尔敏为第一代抗组胺药，有较强的抗过敏作用，广泛用于治疗皮肤瘙痒性过敏症等。

本品有明显的镇静作用，最常见的不良反应是嗜睡、乏力和反应迟钝等，另外还可引起口干、眼干、视力模糊、便秘和尿潴留等，也可能诱发青光眼和癫痫。因此，前列腺肥大、青光眼、幽门十二指肠梗阻、肝肾功能不良和老年患者慎用。小儿服用过量本品可出现幻觉和烦躁等，应予注意。

2. 西替利嗪

西替利嗪以其疗效显著和副作用较少而成为第二代抗组胺药中的主要药物，也是目前最常用的药物之一。

本品主要用于治疗过敏性皮肤病、过敏性鼻炎和过敏性结膜炎等。其副作用主要包括轻微的镇静作用和口干等，偶尔出现头疼和眩晕等。

同类药有左西替利嗪，为第三代抗组胺药，几乎无嗜睡和致心律失常等副作用。

3. 地氯雷他定

地氯雷他定为第三代抗组胺药，作用比第二代的氯雷他定强，副作用也更少，但偶可导致心脏不适。

4. 非索非那定

非索非那定为第三代抗组胺药。常见的副作用有口干和眩晕等，偶有头疼和恶心等。几乎无嗜睡、困倦和心脏不适等副作用。

（六） H₁拮抗剂使用过程中应注意什么

患者常自行购买抗组胺药治疗，但若药不对症，不仅无法治愈疾病，反而会引起不良反应。因此，在临床使用中患者应特别注意以下几点。

1. 病程不同，用药不同

急性发作的过敏症应选择起效快的药物，如异丙嗪；慢性或反复发作者，因治疗时间较长，最好选择无嗜睡和其他副作用也相对较少的药物，如地氯雷他定。合并用药一定要咨询医生。

2. 仍需警惕过敏反应

服药前要仔细阅读药品使用说明书，服药后要仔细观察不良反应，另外要禁用曾引起过敏反应的该类药物。

3. 要注意患者对该类药物的耐受

如果患者长时间服用某一种抗组胺药，出现药效下降或根本不能起到抗过敏作用，则说明患者对该药可能产生了耐受，此时应咨询医生是否需要换一种抗过敏药继续治疗。

第三节　从白三烯到抗白三烯药

（一）白三烯和白三烯受体拮抗剂是如何发现的

早在20世纪30年代，科学家们在犬和猴的肺中观察到慢反应物质。20世纪60年代，有科学家又发现致敏豚鼠的肺组织释放一种相似的物质，不同于组胺及其他支气管收缩剂，其能使支气管平滑肌产生缓慢而持久的收缩。当时，基于免疫原性及生物学作用特点，将这种物质命名为过敏性慢反应物质。到了20世纪70年代，此种过敏性慢反应物质在人的肺中被发现，于1979年阐明此物质的细胞来源和化学结构，并命名为白三烯（有三烯结构，又来源于白细胞，故称白细胞三烯，简称白三烯）。与此同时，科学家们也证明此物质在哮喘等过敏症发生、发展过程中起很重要的作用。后来，科学家们成功地完成了白三烯的合成。4位对白三烯发现与合成作出杰出贡献的科学家分别荣获1982年度诺贝尔生理学或医学奖（其中3位）和1990年度诺贝尔化学奖（剩余1位）。

发现白三烯后，科学家们就试图寻找白三烯受体及其拮抗剂。这在当时是一个大胆的设想，因为直到20世纪90年代末第一个白三烯受体拮抗剂上市后，白三烯受体才第一次被鉴定出来。没有克隆和纯化的白三烯受体，所有实验均只能在细胞和组织中进行，通量低、稳定性也差，真的是困难重重。但科学家们经过艰苦努力，终于在20世纪80年代初找到了第一代的两个白三烯受体拮抗剂候选药物，不过临床研究结果不尽如人意。1989年，第二代白三烯受体拮抗剂候选药物进入临床研究，预期的药效达到了，但在高剂量的动物实验中发现候选药物引起意想不到的肝大，临床研究只好停止。直到1991年，第三代的第四个白三烯受体拮抗剂候选药物出现了，它的安全性和有效性均得到了证实。科学家们最终将这个新药命名为"孟鲁司特"，以纪念它的出生地——加拿大的蒙特利尔。这就是于1998年获批上市的第一个治疗过敏症的白三烯受体拮抗剂。由于孟鲁司特等药物的不断上市，当今的治疗手段可使接近80%的哮喘患者的症状得到良好控制。

新药的发现过程犹如摘星辰，孟鲁司特等白三烯受体拮抗剂这些人体"活火山"之克星，就是过敏症（尤其是哮喘）患者夜空中最亮的星星。

120

（二）抗白三烯药是如何起作用的

在过敏原等刺激下，肥大细胞/嗜碱性粒细胞或嗜酸性粒细胞制造白三烯，其在引起哮喘等过敏症方面扮演着重要角色。进一步研究发现，白三烯是由细胞膜花生四烯酸经脂氧酶催化而产生的一类生物活性物质，并需与白三烯受体结合才能发挥作用。因此，抗白三烯药通过抑制脂氧酶活性或阻断白三烯受体发挥抗过敏作用，具体作用机制见下图。

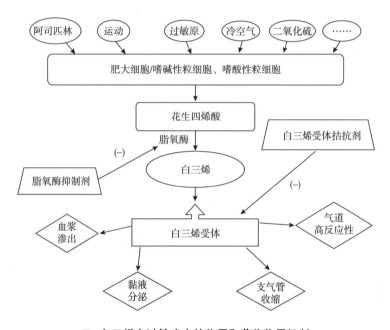

■ 白三烯在过敏症中的作用和药物作用机制

（三）常用的抗白三烯药有哪些

如前所述，由于白三烯在呼吸道过敏症中可能占据主导地位，故抗白三烯药在临床上主要用来防治过敏性哮喘和过敏性鼻炎等呼吸道过敏性疾病。

1. 齐留通

齐留通是于 1996 年上市的第一个脂氧酶抑制剂，被批准用于预防和维持治疗慢性哮喘，不用于治疗哮喘急性发作。主要缺点是药效维持时间短，有效剂量较大，有可能出现肝毒性导致转氨酶升高等，用药期间需监测肝功能。

2. 孟鲁司特

原研商品名顺尔宁，为白三烯受体拮抗剂，被批准用于治疗哮喘的预防和长期治疗、缓解过敏性鼻炎的症状等，不用于治疗急性哮喘发作。该药与精神疾病之间存在一定关联，可能引起精神方面的不良反应，如激动、睡眠障碍和抑郁等，用药期间需密切关注。

3. 扎鲁司特

原研商品名安司来，为白三烯受体拮抗剂，被批准用于哮喘的预防和长期治疗，不用于治疗急性哮喘。副作用包括有可能导致转氨酶升高，但停药后可恢复。未见精神方面的不良反应报道。

注意：并非所有的"司特"都是白三烯受体拮抗剂。例如，罗氟司特为磷酸二酯酶 4 抑制剂，用于治疗慢性阻塞性肺疾患。再如，曲尼司特和瑞吡司特均为肥大细胞膜稳定剂，用于治疗过敏性鼻炎等。

（四）抗白三烯药临床应用中应注意什么

以孟鲁司特为代表的白三烯受体拮抗剂可能引起精神方面的严重不良反应，包括兴奋、抑郁和自杀倾向。建议此类药物只用于治疗那些没有得到有效治疗或不能忍受其他抗过敏药治疗的患者。同时建议，如果是首次用药，若在很短的时间内出现相关副作用，就要尽量少用，尤其对于儿童患者。另外，既往有精神疾病的患者要谨慎使用此类药物。

此类药物不能用于治疗呼吸道急性哮喘发作。其对呼吸系统急性感染（如急性支气管炎和急性肺炎）的治疗效果不明确，因此不建议常规使用。

第四节　从缓激肽到抗缓激肽药

（一）激肽释放酶-激肽系统是如何发现的

1. 激肽释放酶是如何发现的

激肽释放酶，即激肽原酶，催化激肽原变成激肽类（包括赖氨酰缓激肽和甲硫氨酰缓激肽），再在氨基肽酶的作用下降解为缓激肽，它们共同构成激肽释放酶-激肽系统。

1909 年，有学者首次报道静脉注射人尿液可引起犬的血压短暂下降，提示尿液中存在降压物质。1930 年，又有学者从胰腺中发现高浓度该物质，并命名为激肽释放酶。

2. 缓激肽是如何被发现的

缓激肽的发现颇具传奇色彩。1933 年，巴西的一位学者大学毕业前夕，在医院实习时偶遇被一种巨型蝮蛇（为响尾蛇）咬伤的患者，情况非常危急，患者已出现低血压、休克和周身浮肿，奄奄一息。他和带教老师用尽了当时所有的升压药，可患者的血压始终升不上来，最终不治而亡。在送别这位患者时老师遗憾地说：蛇毒里到底有什么东西能让人的血压如此顽固地下降？说者无心，听者有意。这位实习生心里想：是啊，蛇毒里一定有一种物质能降低血压，说不定会成为一种有效的抗高血压药呢。自此，他立志做一名药理学家。之后，这位学者投身蛇毒的研究。1939 年，他发现将蛇毒的提取液注射动物体内后，可见组胺和乙酰胆碱释放、肠道平滑肌收缩、血管扩张、血压下降，但在拮抗了组胺和乙酰胆碱的作用后，强烈的肠道收缩等现象并未消失。他开始相信这正是他要寻找的新东西。到了 1948 年，他终于成功地从蛇毒中提取出那个缓慢起效的肽结构物质——缓激肽。他及当时的学术界对缓激肽的发现曾寄予极大希望，总以为一个新型降压药即将诞生。但遗憾的是，缓激肽制剂在血液中半衰期（在血液中衰减一半所需的时间）很短，几分钟后就失效了。

后来发现，缓激肽是一种局部激素，在组织中失效缓慢，作用持续时间较长。但在血液中，一旦血液流经肺部其就会被肺组织中的蛋白水解酶分解失活。此外，缓激肽需与缓激肽受体结合才能发挥各种效应，尤其是在多种过敏症的发生、发展过程中。

（二）激肽释放酶-激肽系统与肾素-血管紧张素系统有什么联系

如下图所示，血管紧张素转换酶有双重作用，既催化血管紧张素Ⅱ的生成，又能破坏缓激肽。这种系统之稳反映了人体各系统的平衡之道，也是人体的奥秘之处。

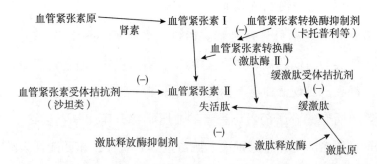

■ **激肽释放酶-激肽系统与肾素-血管紧张素系统的联系及药物作用机制**

具体地说，在激肽释放酶-激肽系统被发现之后，即 20 世纪 60 年代，有学者又发现巨型蛟蛇的毒液中含有一些可增强缓激肽舒张血管作用的因子。这些缓激肽增强因子是一个肽类家族，可抑制激肽酶Ⅱ的活性，而激肽酶Ⅱ可灭活缓激肽。1954 年，有学者从马的血浆中首次发现血管紧张素转换酶。1967 年，有学者证实血管紧张素转换酶和激肽酶Ⅱ实际上是同一种酶，这才将激肽释放酶-激肽系统与肾素-血管紧张素系统联系在一起。

基于这些发现，科学家们合成了一种能抑制血管紧张素转换酶的蛇毒液肽——替普罗肽。在人体中的研究发现，该物质能降低许多原发性高血压患者的血压，并对心力衰竭显示出良好的治疗效果。再对该物质进行结构优化，最终第一个口服有效且活性很强的血管紧张素转换酶抑制剂卡托普利（即巯甲丙脯酸）问世，后续又有一系列衍生的重磅降压药（如依那普利）上市，血管紧张素受体拮抗剂（即沙坦类）也相继研发成功。

揭示上述两大系统之间的联系有重要的临床意义。例如，血管紧张素转换酶抑制剂（如卡托普利）实际上也抑制了激肽酶Ⅱ，从而增加缓激肽水平，导致干咳和血管性水肿等不良反应。

（三）抗缓激肽药有哪些

因为缓激肽是人体内的一种重要的过敏介质，科学家们一直在寻找抗缓激肽药物，以对抗缓激肽在过敏症中所引起的局部组织肿胀、炎症和疼痛等症状。

1. 激肽释放酶抑制剂

如前所述，抑制激肽释放酶即可减少缓激肽生成，从而对抗缓激肽引起的各种生物效应。激肽释放酶抑制剂已上市的产品包括以下两种。

（1）贝罗司他

该药 2020 年获批用于治疗遗传性血管神经性水肿，但只用于预防，不用于急性发作。该药用于急性治疗的安全性和有效性尚未被确定。

（2）艾卡拉肽

该药被批准用于治疗遗传性血管神经性水肿的急性发作，供皮下注射使用。

2. 缓激肽受体拮抗剂

如前所述，阻断缓激肽受体即能对抗缓激肽引起的各种生物效应。已上市的缓激肽受体拮抗剂为艾替班特，被批准用于治疗遗传性血管神经性水肿的急性发作，患者经医生培训后可自行进行皮下注射。

因艾替班特给药不便，科学家们已在研制可口服使用的缓激肽受体拮抗剂。

第五节　免疫治疗——过敏症患者的希望之星

除了对症处理外，针对过敏症的病因和发病机制研发抗体药物和新的脱敏疗法一直是科学家们不懈努力的方向。这些免疫疗法给过敏症（尤其是重症）患者带来了新的希望。

（一）过敏原脱敏疗法是什么

研究表明，持续少量接触过敏原有可能治愈过敏症，这在医学上称为脱敏治疗。它是指在明确过敏原之后，将这种过敏原配成不同浓度，在很长的一段时间内让患者从低到高的浓度逐渐接触这种过敏原，从而提高患者对这种过敏原的耐受性，最终使患者脱离过敏状态。

不建议自行尝试，因有些人可能出现严重的过敏反应，如喉头水肿会导致窒息，有生命危险，所以，一定要到正规医院在医生指导下进行脱敏治疗。如发生严重不良反应，一定要去急诊，医生可能选择肾上腺素注射或采用抗组胺药对抗。

脱敏治疗可能需要 3~4 年完成。此法并不总是有效，尤其是对动物皮屑过敏多不奏效，不同患者和不同过敏原效果也不一样。

目前正在尝试一种新的脱敏技术：将高剂量的过敏原（如花粉或尘螨

提取物）置于舌下数分钟，然后吞下，而不采用通常的皮下注射。

枯草热的脱敏治疗需要在花粉季节后开始，为下一个季节做准备。因为在花粉季节该过敏原已激活免疫系统，如此时脱敏易出现不良反应。

正在研究通过先消除食物，随后再食用少量该种食物或通过在舌下放置数滴该种食物提取物（如花生提取物）进行脱敏。

（二）治疗过敏症的抗体有哪些

1. 靶向 IgE 的抗体

IgE 是在过敏反应时大量产生的抗体。如果将过敏原看成火苗，那么该抗体就是导火线。靶向该抗体的药物能阻止该抗体与肥大细胞等结合，从而抑制过敏介质的释放，减轻过敏症状。打个比喻，此类药物像是消防队员，可以第一时间将导火线切断，防止过敏症如大火一样愈演愈烈。

已经上市的品种如奥马珠抗体，被批准用于治疗其他治疗方法无效的重度哮喘，慢性荨麻疹频繁复现且其他疗法无效时也可应用本品治疗。

2. 靶向 IL-4/13 的抗体

IL-4 和 IL-13 在过敏症中扮演重要角色，是特应性皮炎等过敏症发病机制中关键信号通路上的重要因子。因此，靶向这两个细胞因子就能治疗过敏症。

已上市的品种有度普利尤抗体（原研商品名达必妥），为靶向 IL-4 和 IL-13 的双靶点抗体，被批准用于治疗特应性皮炎。

3. 靶向 IL-5 的抗体

已知，IL-5 是调节嗜酸性粒细胞分化与增殖的关键细胞因子，并可为嗜酸性粒细胞从骨髓迁移至机体器官组织提供信号转导。因此，靶向 IL-5 的抗体可与 IL-5 特异性结合，阻断 IL-5 与嗜酸性粒细胞表面受体相互作用，即能对抗嗜酸性粒细胞介导的过敏反应。

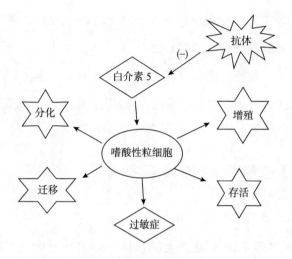

■ IL-5 及药物对嗜酸性粒细胞的作用示意图

　　说明： IL-5 主要作用于嗜酸性粒细胞，对嗜酸性粒细胞的分化与成熟、活化与增殖、存活（抗凋亡）、迁移与招募等起着重要作用。

已上市的品种有美泊利抗体和瑞替珠抗体，用于治疗重度哮喘，前者还用于治疗高嗜酸性粒细胞综合征和嗜酸性粒细胞肉芽肿血管炎等。

　　值得注意的是，由于过敏症发病过程中并非只有嗜酸性粒细胞的参与，故靶向 IL-5 的抗体只是在嗜酸性粒细胞增多的过敏症患者中才能产生疗效。

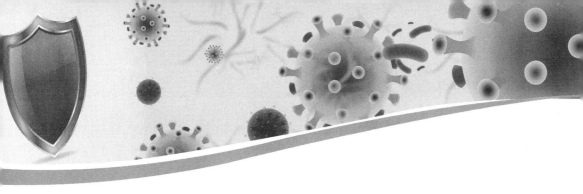

第六章　如何在日常生活中打造均衡免疫力

通过前几章的介绍，艰涩难懂的免疫（力）在我们面前已经变得如此简单。原来免疫最早是指免于瘟疫，现在指免于疾病；原来过敏也是一种人体保护机制；原来炎症也是免疫的利器；免疫，原来就是这么一回事。还有身体的免疫力不是越强越好，关键在于维持机体免疫力的平衡。也就是说，免疫力的神奇之处在于过犹不及，适中最好。无数事实证明，免疫力过强或过弱均会导致疾病。所以，均衡的免疫力才是人体健康保卫战的主力，是我们人体的第一生命力。

打造均衡的免疫力需要在日常生活中均衡饮食、戒烟限酒、适量运动、作息规律、适当舒压并保持良好心态等。总之，建立健康的生活方式并戒除各种不良嗜好或习惯，对免疫力的均衡十分重要。

本章主要介绍如何自我评估与自我管理免疫力，以及如何在日常生活中构筑均衡免疫力。

第一节　如何自我评估与自我管理免疫力

（一）影响免疫力的因素有哪些

影响免疫力的主要因素包括以下几个方面。

1. 遗传

大量研究表明，人体的免疫力与遗传有一定的关系，遗传基因从先天上就决定了每个个体的免疫状态。

2. 年龄

免疫力随着年龄的增长而减弱，免疫系统的反应速度也随着年龄的增长而减慢，出错概率也不断增加，这些都是不争的事实。

通常，人体的免疫力在 25 岁时达到峰值，之后逐年下降。人到中年，如果因为工作压力大、作息不规律，再加上营养跟不上等，就会成为最危险的群体，因此一定要密切关注自身的免疫状况。

3. 生活习惯

饮食、睡眠、运动、压力、心态等对免疫力的影响很大，这也是本章所要叙述的重点。实践证明，要维持均衡的免疫力，最基本和最重要的就是要养成良好的生活习惯，也就是大家熟知的健康饮食、充足睡眠、适量运动、有效舒压及良好精神心理状态等，还要避免伤害免疫力的不良生活习惯，如嗜酒、抽烟、嚼槟榔等。听起来像是老调重弹，但从均衡的免疫力的角度看，这里面蕴含着深刻的道理和充分的实证。

对免疫力有影响的诸多因素中，遗传和年龄方面我们无能为力，能做的不多。但是我们可以通过建立健康的生活方式来对其他影响因素加以干预，并坚持不懈，这样就能对免疫力的均衡产生无可替代和无法估量的作用。

（二）如何自我评估免疫力

现以免疫力低下为例，用下列测试题自我评估免疫力。

每题 5 分，总共 100 分。根据自身情况按下述打分。从来没有：5 分，偶尔发生：4 分，经常发生：3 分，总是如此：2 分，非常明显：1 分。

（1）身体抵抗力明显下降，容易感冒（一年 4 次或 4 次以上），尤其是在季节交替、温度骤变时更容易感冒，而且感冒以后还不容易好。

（2）身体有某种不适，但体检时查不出问题。

（3）无明显原因感到精力不足，一做事就感到累，体检也查不出器质性病变。

（4）食欲下降，原来很喜欢吃的口味也感觉无味。

（5）消化功能紊乱，稍微吃得多一点就不消化，同样的食物别人吃了没事，自己吃了就上吐下泻，对症处理无明显缓解。

（6）有内分泌紊乱的表现，持续不缓解，但查不出明确的原因。

（7）酒量有明显下降，酒后易出现面红和易醉等以前没有的表现。

（8）肤色和面色晦暗且粗糙，容易出现色斑。

（9）经常口腔溃疡，或身体上总出现小红疹或小疖肿。

（10）皮肤受伤后不容易愈合，伤口还容易感染，出现红肿或流脓现象。

（11）夜间很难入睡，有点动静就会醒，或经常性失眠，常处于做梦状态，或睡眠中有盗汗、畏寒、冻醒现象；没有自然醒，不爱起床，醒后感觉疲倦，哈欠连天。

（12）容易被感染，扁桃体炎、咽喉炎、支气管炎等反复发作。有哮喘的人，哮喘反复发作。

（13）有明显的手脚和后背发凉的感觉，女性经常有全身发冷的感觉。夏天很怕热，冬天很怕冷，总想在有空调的地方待着。一到冬天，手脚易长冻疮。

（14）视力有下降，减少用眼也无法缓解，眼睛干涩无神。

（15）不明原因的体重下降或明显的肥胖趋势。

（16）注意力差，不明原因走神。

（17）有胸闷和厌烦的感觉，说话有气无力，但无心脏基础疾病。

（18）易激怒，为琐碎小事心绪不佳，看很多事情都很不顺眼。

（19）无明确原因长期焦虑，老是过于敏感、紧张、压抑和情绪低落。

（20）对工作学习和娱乐生活均没有兴趣，比常人更渴望清静，喜欢一个人宅在家里。

对评分结果的建议如下。

0~20分：警报已经拉响，免疫力很差，必须进行免疫状态评估。

21~40分：红灯亮起，正处于比较严重的免疫亚健康状态。

41~60分：黄色预警信号灯亮，已处于免疫亚健康状态。

61~80分：可能有轻度免疫问题，是关注免疫状态的时候了。

81~100分：恭喜你，你的免疫力杠杠的！处于免疫健康状态，疾病会绕着你走，不过也不要掉以轻心啦！

值得注意的是，对于免疫力高低这件事，大家也需要保持一种平和的心态，上面的自我评估只是参考和提醒而已。假如你经常感冒，不要因此就断定自己免疫力低下，觉得自己浑身是病。如果老是这样想，只会让免疫力越来越低。从某种意义上来说，免疫力的强弱也取决于我们对它的态度。实践证明，以积极乐观的心态正确看待上面的评估结果，对维护免疫力的均衡十分有用。

（三）如何自我管理免疫力

大家通过阅读本书的其他章节已经体会到：真正的身体健康，免疫力的平衡是核心、是基础。所以，健康管理管的就是均衡的免疫力。

如下图，以均衡的免疫力为核心的主动健康管理要从4个方面入手。①发现免疫力问题，做好评估（即评）；②认知免疫力问题，主动管理（即管）；③预防免疫力相关疾病发生，处理高危因素（即防）；④解决免疫力相关疾病困扰，及时治疗获益（即治）。

总之，免疫力的管理相当于"国防"开支预算，既省不得，又刻不容缓。管理好免疫力，维持免疫力的平衡是健康的第一要务。

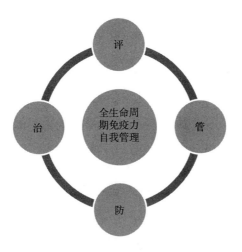

■　免疫力自我管理模式示意图

第二节　吃饭不易——如何吃出均衡免疫力

大家知道，你吃的每一样东西都会被你的身体消化吸收，之后进入血液，最终为组织细胞提供养分，这就是你体内每一个细胞都受你的饮食影响的原因，免疫细胞同样如此。

免疫系统总是在与机体内外各种致病因子作持久战，以阻止其对机体的伤害。免疫系统在与它们斗争的过程中，每时每刻都在产生数以百万计的免疫细胞和免疫分子。它那源源不绝的活力与动力主要来自食物。就激活免疫系统而言，食物作用强大，它能使免疫系统高效工作。从某种意义上说，食物就是免疫调节剂，我们一定要重视。

但除了母乳外，任何一种天然食物均不能提供人体所需的全部营养素。所以，如果只吃特定的食物很容易营养不良，从而导致免疫力低下。因此，别以为吃饭简单，其实并不容易。均衡饮食是必要和必需的。研究表明，人体每天必须从食物中补充蛋白质、碳水化合物、脂肪、维生素、矿物质、水和膳食纤维等 7 大类共 40 多种必需营养素，这样才能达到饮食均衡。

总之,只有均衡饮食才能吃出均衡免疫力。本节集中叙述几个与免疫力均衡相关的合理饮食问题。

(一)关于均衡饮食有哪些主要建议

为了获得均衡的免疫力,在均衡饮食方面应特别注意以下几点。①尽量少吃加工食品,多食用新鲜的天然果蔬,尤其是有机果蔬。②尽量多喝水、汤。③善用剩余食物。④少食多餐,饮食均衡,不要偏食和挑食。⑤饮食中尽量少盐、少糖、少动物脂肪,适当服些益生菌。⑥外出时最好随身携带坚果等零食。⑦如果你发现自己对一些食物过敏,即使这些食物有益于免疫系统,也请不要食用。⑧如果你是素食主义者,请确保自己能从各种豆类和全谷食物中获取足够的植物蛋白。

(二)可能有抗炎作用或有益于免疫系统的食物有哪些

下面的清单来自一些文献资料的汇总,尚缺乏足够的证据,仅供读者参考。

1. 可能有抗炎作用或有益于免疫系统的水果类

杏子(鲜果)、哈密瓜、芒果、葡萄、油桃、猕猴桃、水蜜桃、柚子、蔓越莓、橘子、西瓜、无花果(鲜果)、李子、牛油果、木瓜、蓝莓、柿子、苹果、香蕉、梨、菠萝、红葡萄、黄瓜。

2. 可能有抗炎作用或有益于免疫系统的蔬菜类

茄科植物〔番茄(西红柿)、茄子、土豆(马铃薯)、辣椒〕、芦笋、甜菜、西兰花、胡萝卜、白萝卜、紫甘蓝、韭菜、南瓜、菠菜、生姜(姜黄)、豌豆、菊苣、秋葵、大蒜、洋葱、芹菜、西葫芦、苦瓜、白菜、生菜、山药、海带、木耳、豌豆、菇类(金针菇、草菇、猴菇)。

3. 可能有抗炎作用或有益于免疫系统的谷物类

大米、小麦、玉米、燕麦、荞麦。

4. 可能有抗炎作用或有益于免疫系统的禽畜肉类

猪肉、牛肉、羊肉、鸡肉、鸭肉、鹅肉。

5. 可能有抗炎作用或有益于免疫系统的水产类

鲤鱼、鲈鱼、带鱼、三文鱼、虾、海参。

6. 可能有抗炎作用或有益于免疫系统的蛋奶类

鸡蛋、牛奶、酸奶。

7. 可能有抗炎作用或有益于免疫系统的大豆类

豆腐（干）、豆奶、豆浆。

8. 可能有抗炎作用或有益于免疫系统的药食同源食物

人参、枸杞（子）、薏苡仁、黄精、当归、茯苓、西洋参、桑葚。

9. 可能有抗炎作用或有益于免疫系统的休闲食物（零食）

坚果（巴旦木、核桃、杏仁、腰果、栗子、开心果）、葵花子、南瓜子、红薯、紫薯、海苔。

10. 可能有抗炎作用或有益于免疫系统的其他类

莲子、银耳、蜂蜜（胶）、红枣、芝麻。

（三）轻断食与免疫力均衡有什么关系

轻断食，又称间歇性断食。根据不同的断食方式，轻断食可能意味着每天只在 10~16 个小时内进食，也可能意味着每周有 5 天正常进食，另外 2 天完全不进食。具体做法和注意事项等建议咨询医生，以防对身体造成伤害。

一项人体研究对进食 5h 再断食 19h 后的健康成年受试者分别检测各

类免疫细胞数量，结果，血液中单核细胞在断食后大大减少，也有循环中树突状细胞减少，而中性粒细胞未受明显影响。此外，有研究表明，轻断食有助于改善自身免疫病和炎症。

但轻断食并不适合所有人。心、肺、肾、胃肠或血糖有问题的人，老年人、小孩和准妈妈及哺乳期妇女等不适合轻断食，也不要在寒冷季节和大量体力或脑力劳动期间轻断食。

另外，轻断食断的是固体食物，而不是断营养，所以轻断食期间要适当摄入水、果蔬汁及营养品。轻断食结束后，要避免吃难以消化的食物，也不要立即吃熟食，应少食多餐，以免肠、胃不适应。

（四）别迷信保健品，吃了不一定能免疫均衡力

保健品，正式的说法是保健食品，属于食品范畴。一般来说，如果没有必要，不建议大家吃保健品。如果确实需要，最好在医生建议和指导下服用，千万不要把它当成一般商品随意购买。

在购买保健品时，一是要了解你的需求，如果不需要就没必要给身体增加额外负担。二是一定要看清楚保健品的成分。不能只看产品名称，只看广告，要看成分标识及所含的量。三是保健品绝对不是多多益善，保健品是把双刃剑，看你如何用，吃多了肯定对身体不利，所以不能无限制服用，更不能明明不缺却非要用。四是不要轻信标榜有"提升免疫力"的保健品，要购买经过国家相关部门批准的具有提升免疫力功能的保健品，并经医院检查确认你属于免疫力低下的适用人群。五是吃保健品千万不要全家总动员，尤其准妈妈、乳母和婴幼儿千万不能随便吃保健品。

（五）补得越多免疫力不见得越均衡，选择补品要慎重

补品，又称营养品。想要提升免疫力，加强营养是必需的，但营养摄

入绝非多多益善，关键还是要全面、均衡。所以，我们在选择补品时主要考虑的应该是自己的身体是否需要进补和如何进补，而不是盲目跟风。千万不要一听说能提高免疫力就买来吃，也不要认为越贵越好，更不能突击大量进补，甚至用补品代替正常饮食。依赖补品而不重视均衡饮食，只能是舍本逐末之举。

一般情况下，只要每天均衡饮食，各种营养素均会摄入，是不需要额外补充的。大家千万不要为了提升免疫力随意给自己进补，这样往往会出现反作用。选择补品还是要多听听医生或营养师的建议。

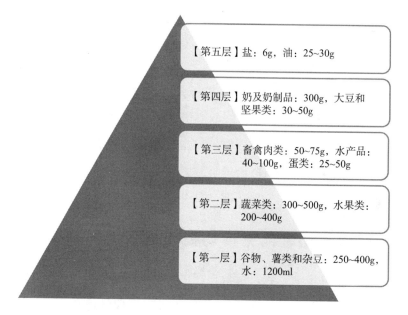

【第五层】盐：6g，油：25~30g

【第四层】奶及奶制品：300g，大豆和坚果类：30~50g

【第三层】畜禽肉类：50~75g，水产品：40~100g，蛋类：25~50g

【第二层】蔬菜类：300~500g，水果类：200~400g

【第一层】谷物、薯类和杂豆：250~400g，水：1200ml

■ 我国居民平衡膳食宝塔（2020 年版，中国营养学会）

第三节　运动——影响免疫力的一把双刃剑

大家知道，生命在于运动，运动是人类健康最好的投资，但需要把握一个度，因为它是影响免疫力的一把双刃剑。

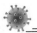

（一）运动对免疫力有何影响

1. 运动对免疫力的有益影响

适量的运动对身体健康和提升免疫功能有益。大量研究表明，每天坚持做 30~60min 中等强度的有氧运动（如小跑步、快走、打球、游泳或举重），每周坚持 5 次，可以增强免疫力，表现在患咽喉炎或感冒的概率大大降低等。而且，时间久了还会产生累积效应，也就是会带来持久的免疫力提升。

一种界定中等强度运动的简单方法是年龄+心率=170。对于运动者来说，就是主观感觉呼吸和心跳明显加快，可以说话但不能唱歌，微微出汗等。

2. 运动对免疫力的不利影响

大量研究表明，长时间剧烈运动会减弱免疫力。研究发现，超过 90min 的高强度运动，会使运动者免疫力下降 15%~70%。在马拉松比赛后，跑者在未来几周患呼吸道感染的概率是不参加比赛者的 6 倍。进一步研究发现，高强度运动后免疫力下降与糖皮质激素水平升高有关，而打太极拳、步行或瑜伽等温和运动能保持其分泌处于适量水平。

（二）如何运动才能免疫均衡力

①选择合适的运动方式，适合自己的，才是最好的。②运动要适量和适度，尽量避免长时间高强度运动。③坚持有规律地运动，并持之以恒。④运动强度要循序渐进，每周运动量增加不要超过 10%。

（三）哪些行为会加重剧烈运动后的免疫力下降

①运动后立即休息。建议运动后走 3~5min，不要马上就休息。②运动强度太大。③运动中不注意补水。④运动前吃得太少。⑤运动后暴饮暴食。

（四）常见的有氧运动方式有哪些

①散步。②健走。③慢跑。注意在刚慢跑完的短时间内，免疫力是下降的，所以在这段时间要注意保暖和补充营养。④爬山。

如下图所示，成人每天可进行相当于快步走6000步的运动，每周进行5次，累计150~200min。

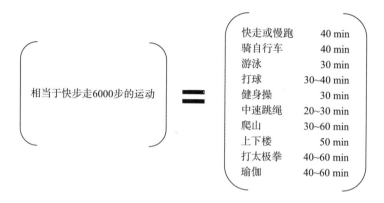

相当于快步走6000步的运动 ＝	
快走或慢跑	40 min
骑自行车	40 min
游泳	30 min
打球	30~40 min
健身操	30 min
中速跳绳	20~30 min
爬山	30~60 min
上下楼	50 min
打太极拳	40~60 min
瑜伽	40~60 min

■　成人运动量参考

第四节　用良好的睡眠提升免疫力

（一）睡眠与免疫力的关系如何

睡眠不足真的会引起免疫力低下而容易感染吗？这个问题大约在20年前就有了人体研究的结果。有一项研究是故意让正常人睡眠不足，几天后抽血检查血中淋巴细胞数量和功能。结果发现，失眠者的淋巴细胞数量减少，功能也降低。这个研究结果公布后，其他临床研究接二连三进行，结论都一样——睡眠不足的确会降低免疫细胞数量和功能。至于睡眠不足是否会增加感染风险，流行病学研究提供的证据表明，睡眠不足的人较容

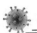

易感冒，且症状比较严重。

（二）早起早睡，拒绝熬夜

无数事实证明，早睡早起身体好。

我们知道，正常睡眠由深睡眠和浅睡眠组成，两者交替出现，而且只有深睡眠才是有效睡眠，但它在每昼夜的总睡眠时间里仅占 15% 左右。人类在夜间 0~4 点之间容易获得深睡眠。正常成年人，一般在入睡 60min 后才会进入第一次深睡眠，所以建议成年人在晚上 10 点半前开始睡前准备，保证 11 点前入睡，这样 1h 后顺利进入深睡眠状态，以保证良好的睡眠质量。

俗话说，早起的鸟儿有虫吃。早起可以清醒头脑，提升免疫力，用来思考、阅读和呼吸新鲜空气等，带来一天的好心情和好状态。

熬夜不仅会影响睡眠，也会对免疫力造成不良影响。人体糖皮质激素的分泌有昼夜节律，通常在黎明前开始分泌增加，上午 8 点左右达到高峰。如果我们不按照这一规律，内分泌和免疫系统的功能就会受到影响。此外，长期熬夜会使人容易发生感冒、炎症和过敏等。

总之，睡觉是天下第一补。早睡早起，不当"夜猫子"对呵护免疫系统并确保免疫力均衡等意义重大，大家一定要养成良好的睡眠习惯。

（三）有哪些办法可以改善睡眠

①选好床。床的高度应略高于人的膝盖，最好是硬板床上铺以软硬适中的床垫。②用好枕头。枕头使头部比身体稍高一点即可，高度控制在 9~15cm 为宜。③盖好被子。被子不能太厚、太重，而且不要穿紧身衣裤睡觉。④选择正确的睡姿。略为弯曲的侧卧最好，同时最好能向右侧卧。⑤睡觉不要开灯。⑥睡前按摩。可按摩头皮、脸部和腹部。

此外，还应尽量做到以下几点：①晚餐时少吃油腻食物，晚餐时间不宜太迟。②晚餐后最好散散步，让自己有疲劳感。③睡前不饮酒、不抽烟，不喝含咖啡因的饮料。④卧室温度以18℃为最佳，上床前房间应彻底通风。⑤手脚暖和容易入睡，可穿袜子睡觉或用热水泡脚。睡觉前最好洗个热水澡。⑥不要把白天的烦恼带上床。

（四）如何应对长期失眠

长期失眠的常见原因主要包括：①不良的睡眠习惯，包括在下午或晚上喝含咖啡因的饮料、深夜锻炼、睡眠时间不规律等。②精神问题，尤其是抑郁、焦虑和物质使用障碍。③压力，如因失业导致的压力。④其他疾病，如心肺疾病、累及肌肉或骨的疾病、慢性疼痛等。⑤药物，如服用安眠药骤然停药后可使原来的睡眠问题变得更加严重。

长期失眠的治疗取决于其原因和严重程度，通常包括以下几个方面。①治疗导致失眠的疾病。当失眠源于其他疾病时，就需要治疗这个疾病。②良好的睡眠习惯。包括限制卧床时间、建立定期的睡眠/唤醒时间表、睡觉前做些放松的事情。在白天接触大量阳光和做有规律的运动及白天少睡（因为打盹可能会让睡个好觉变得更加困难）等可能有助于改善睡眠。③认知行为治疗。由训练有素的睡眠师进行，可帮助人们改变行为以改善睡眠。④睡眠辅助药物。睡眠辅助药物，就是大家熟知的安眠药（如地西泮，也叫安定）。一定要在医生指导下服用，以免带来新的问题（如耐受和成瘾）。褪黑素和膳食补充剂或许对治疗失眠有帮助。

（五）午后睡个迷你觉

人们经常会说，中午不睡，下午崩溃。如有可能，中午最好能抽时间打个盹。大家千万不要小看这个小小的午睡。要想尽情享受午睡的益处，应特别注意以下几点。①午睡不要超过1h。②不要饭后马上睡，最好在饭后半小时左右开始午睡。③最好不要趴着睡。④晚上睡眠质量差的人最好不要午睡。

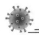

（六）如何判断睡眠是否充足

可以从以下 6 点来判断睡眠充足否：①早上不需要闹钟，能自然醒来。②白天精力充沛，不感到疲劳，而且效率高。③白天思维敏捷，注意力集中，记忆力和理解力强，语言表达清晰。④食欲好，吃饭时津津有味，饭后不犯困。⑤白天心情好，能控制自己的情绪，不易烦躁或发脾气。⑥不容易生病，身体体质好。

睡眠指导

（1）睡前 4h

不要再做剧烈运动了。运动会让体温升高，难以入睡。

不要在睡前 4h 吃晚餐，以使食物完全消化。

不要再喝任何含咖啡因的饮料了，以免它干扰你的睡眠。

（2）睡前 3h

如果晚餐吃得很少，那么睡前 3h 就要吃完。

少喝酒或完全戒酒。

（3）睡前 1h

不要再玩手机，并关闭所有电子设备，包括电视、笔记本电脑等。

可以做一些放松的事情，如洗个热水澡、泡个脚，也可以听点舒缓的音乐或阅读一本内容健康向上的书，让自己放松下来。

（4）睡觉时间

每晚坚持在同一时间睡觉，周末也是如此。

确保床铺舒适，保持卧室凉爽、安静和黑暗。

不要在床上看电视或看书。

（5）放松入睡

进行冥想、渐进式放松、有意识地呼吸（尤其是软腹式呼吸），以助你做好睡觉的准备。

第五节　如何应对压力和心态对免疫力的影响

（一）压力与免疫力

无论是工作压力（如工作竞争、失业和事业失败）、家庭压力（如不和谐、离婚、望子成龙或望女成凤）或生活压力（如穷困），都已成为大家经常面临的问题。有的人对压力应付得很好，有的人则不行。长期压力会引发焦虑甚至抑郁，最后会导致免疫功能失调。

1. 压力与免疫力有什么关系

（1）急性压力与免疫力的关系

当感到有压力时，身体马上会对压力产生急性应激反应，这是通过大脑启动的一系列连锁反应。这一连锁反应始于下丘脑和垂体，它们是大脑控制内分泌系统的两大区域。压力导致的应激反应能激活 HPA 轴，引起糖皮质激素分泌增加，抑制免疫系统，以防止免疫系统过度活跃。

所以，急性压力之下人体正常的生理反应是：应激系统被激活，免疫系统暂时退居二线。此时，免疫系统处于短暂的被抑制状态，但持续时间不会太久，这对身体健康非常重要。

（2）慢性压力与免疫力的关系

当一直生活在慢性压力之下，应激系统一直处于活跃状态时，就会出现慢性应激反应。此时，很容易出现肾上腺疲劳，导致体内糖皮质激素水平下降，其所引起的免疫抑制作用被解除，最终造成免疫系统紊乱，可能导致自身免疫病等。

2. 压力过大有哪些表现

以下症状可能与压力过大有关：周末头疼、痛经、口腔疼痛、做奇怪的梦、牙龈出血、偏爱甜食、皮肤瘙痒或过敏加重、肚子疼、突然出现痤疮。

3. 如何有效舒缓压力

除了精神疗法和药物疗法外，舒缓压力还有不少其他办法，包括唱歌和跳舞。有效缓解压力的办法包括：①运动。如果抽不出时间去健身房，可采用不限场地的运动，如原地做几个瑜伽动作、高抬腿、俯卧撑、徒手深蹲等，还可以打太极拳、散步和练气功等。一旦开始运动，因紧张而有些不知所措的感觉就会慢慢消退。②肌肉放松。可以平卧，深呼吸也可使肌肉放松。③写日记或向别人倾诉。④做简单重复的动作，如练字或涂色。⑤打扫房间或办公室。⑥接触大自然。可以外出旅行，也可以到周边看看森林或田野，打理一下盆栽等。

总之，要掌握对压力的主动权，与压力快乐同行，让压力变动力，均衡的免疫力就不是事儿。但什么是最适合你的舒压方式，这一点因人而异。

（二）心态与免疫力

人体不仅要面对生理免疫，还要面对心理免疫（也称情绪免疫）。心理免疫就是人在无躯体疾病时保持乐观豁达的良好心态，在生病时具有战胜疾病的信心和抵御疾病的心理抗争能力。实践证明，心理免疫是生理免疫的促进剂，而生理免疫又是心理免疫的保护神。

无数事实证明，轻松愉快的心情和积极乐观的心态可调节免疫系统，并为神经内分泌系统带来正面影响；而负面情绪和消极悲观的心态则可使免疫功能受到抑制，导致免疫力低下。所以，学会心理调适，做自己情绪的主人，对心理免疫和免疫力的均衡很重要。

1. 精神心理状态与免疫力有什么关系

研究发现，当悲观者积极看待生活中的不幸或不顺时，体内与免疫力相关的白细胞数量会增多，身体状态也有显著改善。所以，凡事要往好处想，要做乐观主义者。

研究还发现，喜欢探讨问题的人与免疫力相关的白细胞数量也会升高，故应善于交流，有话就说，不要憋在肚子里。

也有研究发现，笑能增加血液中抗体水平和免疫细胞数量，是提升免疫力的良药，故大家要经常保持微笑，正如俗话所说，说说笑笑，灵丹妙药。

相反，有研究提示，焦虑和抑郁等不良情绪可能减弱免疫功能，导致机体对感染的抵抗力下降。有一项研究给 420 名受试者从鼻腔滴入小剂量感冒病毒，当告以实情之后，精神紧张程度高的受试者几乎全部被病毒感染了，而心情坦然者只有 25% 的人出现轻微的流鼻涕症状，75% 的人产生了抵御该病毒的抗体。

由此可见，精神心理状态的好坏的确能左右人体的免疫力和身体健康，也足见心理免疫的神奇力量。

2. 如何保持良好的精神心理状态

保持积极乐观的心态；可以适当宣泄；学会享受孤独，但不是孤僻或孤单，并要主动拒绝孤僻或孤单；尽量放平心态；不妨开怀大笑；听音乐和唱歌。

请记住：我们的身体和心灵从来都是一对紧密相连的伴侣，两者每时每刻都在相互影响，共同进退，请用心照顾好这对伴侣。只有这样，我们的免疫力才会均衡，我们的身心也才能和谐健康。让我们抛弃一切负面情绪和悲观心态，努力打造自尊自信、理性平和和积极向上的情绪免疫力。

3. 调节情绪的具体方法有哪些

（1）自然陶冶法

去公园散散步，或痛痛快快玩一玩，均可以。

（2）语言调节法

即使不出声的内部语言也能调节自己的情绪。

（3）注意力转移法

努力将注意力从一种情绪状态转移到另一种能引起其他情绪状态的事情上，或许可改善不良情绪。

（4）思维转移法

将思维活动从消极的和不愉快的事情上转移到能引发另外情绪状态的事情上，或许能摆脱不良情绪的纠缠。

（5）行动转移法

将某些情绪转化为行动，以实际行动战胜不良情绪。

（6）意识调节法

用理智来克服不良情绪。

（7）心理释放法

不要压抑不良情绪，而要通过合适的渠道予以释放。

对情绪的调节，到底哪种方法能奏效，这一点因人而异，有时可能需要多种方法结合。另外，如果面对情绪问题自己确实难以调适，老是在情绪的漩涡中打转，不能自拔，要主动向家人或好友说出你的需求，其他人或许能提供更多的缓解你心理不适的方法。也可主动寻求心理热线专家和其他心理专业人士进行心理疏导。

附录：医学小常识

（一）病原体

病原体是可造成人类感染性疾病的生物，这些生物包括微生物（如病毒、细菌、立克氏体、衣原体、支原体、螺旋体和真菌等）、寄生虫（如原虫和蠕虫等）或其他媒介（如微生物重组体等）。其中，微生物占绝大多数。

病原体属于寄生性生物，所寄生的宿主包括人类。能感染人类的微生物超过 400 种，它们广泛存在于人的口、鼻、咽、消化道、泌尿生殖道及皮肤等处。

18 世纪 40 年代，匈牙利一位产科医生首次确认病原体的存在。1846 年，这位医生应用系统的流行病学调查方法，研究了维也纳某医院产褥热的暴发流行。他发现产褥感染导致产妇死亡与细菌感染有关，并要求所有人在接触产妇之前用漂白粉认真洗手，结果产褥感染病死率大幅降低。

下面侧重介绍病毒、细菌和真菌，它们都是存在于自然界的一群体形微小、结构简单的微生物。

1. 病毒

病毒是一类非细胞型微生物，是最小的一类微生物，体积微小，以纳米为测量单位（通常为 20~250nm），需借助电子显微镜才能看到；无完整的细胞结构，只含有一种遗传物质（脱氧核糖核酸即 DNA 或核糖核酸即 RNA 或蛋白质）；必须在易感的活细胞内寄生，以复制的方式繁殖。

2. 细菌

细菌为一类具有细胞壁的单细胞微生物（人类细胞无细胞壁），细胞核分化程度低，仅有拟核，无核膜和核仁，属于原核细胞型微生物；常以微米为测量单位，用光学显微镜放大 1000 倍即可看到。细菌按其外形可分为球菌、杆菌和螺旋菌三大类。

3. 真菌

真菌是一类具有细胞壁的单细胞或多细胞微生物，细胞核分化程度较高，有核膜、核仁和染色体，属于真核细胞型微生物。单细胞真菌外形与细菌很相似但较大，用光学显微镜放大 100～500 倍即可看清。多细胞真菌由菌丝和孢子两个基本结构组成。菌丝生长分枝、交织成团的真菌又被称为霉菌。

（二）人体细胞

医学上，人体生理学用来回答身体如何发挥功能；人体解剖学回答身体是如何构成的。从不同层次看，人体的构成从最小的细胞到最大的器官系统。所以，人体细胞被认为是人体的最小单位。人体就是由各种不同的细胞构成的复杂而又高度组织的结构。这些细胞协同工作，以实现维持生命所必需的特定功能。

人体细胞又是由许多更小的部分组成，每一部分都有自己的功能。人体细胞大小不同、类型各异，但均十分微小（小到不能被肉眼所见），但大多具有相同的成分。

人体细胞具有一层将内容物保持在一起的表面膜，被称为细胞膜。但这层膜不是简单的袋囊，它上面有区分于其他细胞的受体等。这些受体对人体产生的物质和进入体内的药物等有反应，选择性允许一些物质进出细胞。这些受体的反应经常被改变或能控制细胞的功能。

细胞膜内的两个主要部分是：①细胞质。细胞质由液体物质和细胞器组成。细胞器是细胞行使各功能的微小结构，包括线粒体（为细胞提供能量）、核糖体（产生蛋白质）、高尔基体（参与细胞的分泌活动）、中心体（参与细胞分裂）、内质网（参与物质合成）和溶酶体（参与细胞内消化、吞噬和自溶等）等。②细胞核。细胞核含有遗传物质和控制细胞分裂与增殖的结构，如染色体和核仁等。

某些细胞（如血细胞）可在血液中自由移动且不会相互粘连，而另一些细胞（如肌细胞）彼此间则紧密连接。有些细胞（如皮肤细胞）可快速分裂和增殖，而另一些细胞（如某些神经细胞）除在异常情况下，不会分裂和增殖。有的细胞，尤其是腺体细胞的基本功能是产生一些化学物质（如激素或酶），而另一些细胞的基本功能则与物质的产生无关（如肌细胞收缩产生运动，神经细胞产生和传导电冲动以维持神经系统与身体其他部位之间的联系）。

（三）人体组织、器官系统

人体组织是由连接在一起的相关细胞组成的，如淋巴组织就是连接在一起的淋巴细胞。一种组织里的细胞可以不相同，它们共同作用来完成某些特定功能。例如，结缔组织是将身体结构连接起来并为身体提供支持和弹性的纤维组织，几乎分布在身体的每一个器官中，并组成大部分皮肤、肌腱、关节、血管和肌肉等。结缔组织的形状和它所包含的细胞类型根据它在身体的位置而不同。

人体器官是体内可识别的结构（如心脏、肺、肝脏、眼和胃），它们行使各自的功能。一个器官由多种组织构成，也就是由多种细胞构成，即使像胆囊这样一目了然的简单器官也包括不同种类的组织或细胞。

虽然每个器官具有特定的功能，但器官也可作为群体发挥功能，这被称为系统。人体系统及其功能的一些示例包括：①消化系统，从口腔到肛门，负责消化和吸收食物、排出废物等。②心血管系统，包括心脏和血管，负责泵送和维持血液循环。③运动系统，包括骨、肌肉、肌腱和关节等，它们支持和运动身体。④内分泌系统，包括各种腺体，这些腺体可产生化学物质，称为激素，如胰腺产生胰岛素，可控制糖类的利用。

人体系统常常在一起工作完成复杂的任务，因此系统之间的交流至关重要。交流可以帮助人体根据全身需求来调节每个系统的功能，使身体维持正常的组成和功能（称为内环境稳定）。其中，精神与身体的交互作用（称为身心相互作用）是一条双向通道，以十分有效的方式影响着人体健康。

（四）神奇的人体器官

1. 神奇的心脏

心脏是人体最勤奋的器官：它在人的平均寿命中约跳动 25 亿次，泵出 100 万桶血液。

2. 神奇的大脑

大脑是人体最复杂的器官：拥有数十亿神经细胞，来自大脑的信息以每小时 300km 的速度传递。

3. 神奇的皮肤

皮肤是人体最大的器官：成人皮肤重约 3.6kg，表面积约 $2m^2$。

4. 神奇的鼻子

鼻子能识别出万亿种不同的气味。

5. 神奇的嘴巴

正常人每天产生 1~2L 的唾液，一生中产生的唾液足以填满两个游泳池。另外，嘴巴里有超过 60 亿个细菌（部分为益生菌）。

6. 神奇的舌头

舌头上包含大约一万个味蕾。像指纹一样，每个人都有独特的舌印。

7. 神奇的下颌

人体最强壮的肌肉是咬肌，咬肌能以 25kg 的力量闭合门牙。

8. 神奇的血管

成人血管总长度约为 100 000km，足以绕地球几圈。

9. 神奇的眼睛

人的一只眼睛能分辨出多达 1000 万种颜色。

10. 神奇的肌肉

人在迈出一步时，大约有 200 块不同的肌肉协同工作。还有许多有关人体的有趣事实。世界真奇妙，人体真神奇。

（五）人体神经系统

人体神经系统有两个不同的部分：中枢神经（脑和脊髓，分别称为脑神经和脊神经）和周围神经（脑和脊髓之外的神经）。周围神经又分为自主神经和躯体神经。

神经系统的基本组成单位是神经细胞（又称神经元），它由胞体和神经纤维构成。神经（纤维）末梢释放的化学物质称为神经递质，如乙酰胆碱和去甲肾上腺素等。

周围神经由 1000 多亿个神经细胞组成，这些神经细胞像细绳一样遍布全身，与中枢神经及身体其他部位相连，也经常相互连接，构成非常复杂的神经网络。

1. 脑

脑由大脑、脑干、小脑和脑膜等构成。脑的功能神秘却又引人注目。

脑是思想、信念、行为、记忆和情绪等的基础，是整个人体的控制中心。

2. 脊髓

脊髓是从脑部延伸到脊柱（脊梁骨）内部的一束厚厚的神经。脊髓就像一条电缆，在脑部和身体之间来回传递信息。脑部发出的信号是通过脊髓来告诉身体该做什么（如移动胳膊），并通过脊髓将所携带的来自身体的信息（如哪里受伤）传输到脑部。

3. 自主神经

也称植物神经或内脏神经。自主神经调节躯体某些生理过程，如血压和呼吸，不受人们主观意志控制，便可无意识（自主）并持续地发挥作用。

自主神经包括交感神经和副交感神经。它们在大脑皮层和下丘脑的支配下，既拮抗又协调地调节各器官的生理活动。

4. 躯体神经

这部分神经可通过意识加以控制，它们主要控制躯体的随意活动，以适应外界环境，故又称为随意神经。

躯体神经包括感觉神经和运动神经，前者管理感觉（如视觉、味觉、嗅觉和触觉等），后者管理运动。

（六）人体内分泌系统

人体能够产生特殊物质的组织称为腺体，分外分泌腺（体）和内分泌腺（体）。外分泌腺（如汗腺和泪腺等）分泌可以通过导管排到体外的分泌物；内分泌腺分泌的是激素，只在人体血液中传递而不会流到体外。

内分泌腺一般就是一团细胞，没有特殊外形，要染色后才能区分。不过，少数较大的内分泌腺（如胰腺）已形成独立的器官。此外，内分泌腺还包括下丘脑的神经内分泌细胞。

内分泌系统包括一组腺体（即内分泌腺）和器官，它们产生和分泌激素，调控多种机体功能。激素是会影响其他身体部位活动的化学物质，实际上，激素起着类似信使的作用，控制和协调整个机体的功能活动。内分泌腺会分泌激素，并直接进入血液，激素在到达靶组织后与它的受体结合，就能通过信息传递促使靶组织产生特异的活动。同一种激素可以在不同组织或器官合成。

内分泌系统与神经系统关系密切，两者在维持机体内环境稳定方面互相影响和协调。所以，只有在内分泌系统和神经系统均正常时，机体内环境才能维持在平衡状态。

人体主要的内分泌腺包括甲状腺、甲状旁腺、肾上腺、垂体、松果体、胰腺和性腺等。许多器官虽不是内分泌腺，但含有内分泌功能的组织和细胞，如脑、肝和肾脏等。

在中枢神经系统的统领下，体内存在一套复杂的激素调节系统。其中，反馈调节系统是内分泌系统中的重要的自我调节机制，包括正反馈和负反馈。内分泌紊乱（又称内分泌失调）男女均有，但以女性的症状更为明显，应引起关注并采取相应的防治措施。

（七）受体和配体

受体是细胞表面或细胞内部的一种具有三维结构的分子，只与它具有同样三维结构的分子特异性结合，就像钥匙与锁的相合一样。

与受体特异性结合的化学物质称为配体，包括体内的物质和外源性药物。体内的物质如神经递质（神经系统中细胞之间传递信息的化学物质）和激素（内分泌系统中由一个器官组织释放入血流以影响另一个器官组织的化学物质）等，这些内源性物质可刺激或抑制细胞内生理过程。外源性药物模仿这些内源性物质作用于受体发挥药效。例如，杜冷丁（一种阿片类镇痛药）与内啡肽（由人体产生的一种内源性物质，可调节疼痛反应）

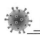

影响同样的阿片受体，因而发挥同样的止痛作用。

一些药物仅与一种类型的受体结合；而另一些药物则如同万能钥匙一样，可以结合到遍及全身各处的几种类型的受体。药物作用（部位）的选择性是指，相对于其他部位，药物作用于给定部位的程度。有些药物具有高度选择性，仅作用于单一器官组织（如地高辛主要作用于心脏，治疗心衰），有些药物相对选择性较高（如阿司匹林可作用于炎症存在的任何部位），但一些药物的选择性相对较差，会对许多器官组织产生影响（如阿托品用于解除胃肠道痉挛时也松弛眼部和呼吸道平滑肌等，在治疗剂量下会引起诸多副作用）。所谓药物的选择性就是指药物与受体结合的选择性。

靶向受体的药物可分为受体激动剂和受体拮抗剂。

1. 受体激动剂

受体激动剂可激活或刺激受体，使细胞生理功能增强或减弱。例如，沙丁胺醇是呼吸系统中细胞表面肾上腺素受体激动剂，可通过增强神经递质去甲肾上腺素的作用而松弛支气管平滑肌使支气管扩张，临床上用于治疗支气管哮喘。

2. 受体拮抗剂

受体拮抗剂可阻断内源性激动剂与受体结合的过程，从而阻断或减弱细胞对内源性激动剂的反应。例如，异丙托溴铵结合到呼吸系统中细胞表面胆碱受体，阻断乙酰胆碱（一种引起支气管收缩的神经递质）与其结合，舒张气道，用于支气管哮喘的治疗。

（八）酶和底物

酶是一类调节化学反应速率的物质，除了核酶为核酸外，绝大多数的酶本质上属于蛋白质。由于酶的作用，人体内的化学反应在极为温和的条件下也能高效和特异性地进行，这也表明酶具有高度催化效能。

154

酶是一类生物催化剂，支配着人体的新陈代谢、营养和能量转换等许多生理生化过程，与生命过程关系密切的反应大多是酶催化反应。

　　底物为参与生化反应的物质，其作用是形成产物。一个生化反应的底物通常同时也是另一个生化反应的产物。在酶促反应中，酶所催化的物质即为底物。在适当条件下，酶结合其特异底物，将底物催化转变为其他物质。

　　人体内至少含有 5000 种酶，它们或是溶解于细胞质中，或是位于细胞内其他结构的特定部位，还有一些酶在细胞内合成后再分泌至细胞外。

　　不具备催化活性的酶的前体称为酶原。在正常情况下，血液中大多数凝血因子基本上是以无活性的酶原形式存在，只有当血管内皮受损后，酶原才能转变为有活性的酶，从而触发一系列反应，最终形成血凝块。

　　多种酶制剂已广泛应用于临床，如链激酶和尿激酶可用于心肌梗死的治疗。影响酶活性的药物可分为酶抑制剂和酶诱导剂两大类，分别抑制或提高酶活性。

1. 酶诱导剂

　　酶诱导剂的作用是促进物质代谢。例如，肝药酶诱导剂通常可降低药物的药效，受影响的药物包括诱导剂本身和一些同时应用的药物，它自身的诱导作用使其用量越来越大而成为这些药物产生耐受性的原因。

　　酶诱导剂包括苯妥英钠（一种抗癫痫药）、利福平（一种抗结核药）和灰黄霉素（一种抗真菌药）等。

2. 酶抑制剂

　　酶抑制剂的作用是减缓物质代谢。例如，许多药物能对肝药酶产生抑制作用，从而使与它同时使用的其他药物代谢减慢，导致药效和不良反应增加。

　　酶抑制剂包括西咪替丁（一种抗溃疡药）、酮康唑（一种抗真菌药）

和异烟肼（一种抗结核药）等。

（九）核酸

提到核酸，大家并不陌生。要想知道是否感染了新冠病毒，只要做一下核酸检测很快就知道结果，大多数人已经经历过。其实，核酸包括 DNA 和 RNA，是由许多核苷酸单体聚集成的生物大分子，为生命的最基本物质之一，一些药物本质上也是核酸。

核酸由核苷酸组成，而核苷酸单体由五碳糖、磷酸基团和含氮碱基组成。如果五碳糖是核糖，则形成 RNA；如果五碳糖是脱氧核糖，则形成 DNA。

◆ DNA 与 RNA 的区别

项目	DNA	RNA
结构	规则的双螺旋	通常呈单链
基本单位	脱氧核糖核苷酸	核糖核苷酸
五碳糖	脱氧核糖	核糖
含氮碱基	腺嘌呤、鸟嘌呤、胞嘧啶、胸腺嘧啶	腺嘌呤、鸟嘌呤、胞嘧啶、尿嘧啶
分布	主要存在于细胞核，少数存在于线粒体	主要存在于细胞质
功能	携带遗传物质，调节蛋白质合成	如果作为遗传物质，只在 RNA 病毒中。如果不作为遗传物质，则参与蛋白质合成。酶的一种，起催化作用

通常，遗传信息从 DNA 转到 RNA，这一过程称为转录。转录是 RNA 生物合成的最主要方式。在一些 RNA 病毒中，RNA 作为遗传物质，则以 RNA 为模板合成 DNA，这与遗传信息的流动方向（从 DNA 到 RNA）相反，称为逆（反）转录，这是基因工程技术中最常用的获得目的基因的策略之一。

RNA 分为 mRNA（信使 RNA）、tRNA（转运 RNA）和 rRNA（核糖体 RNA）3 种，如果它们不作为遗传物质，则共同完成蛋白质的合成（这一过程称为翻译）。通常，mRNA 由 DNA 的一条链为模板转录而来，携带着遗传信息，能指导蛋白质的合成。tRNA 携带并转运氨基酸（为蛋白质的基本组成单位），参与蛋白质的合成。rRNA 形成核糖体（在内质网上构成粗面内质网），作为蛋白质生物合成的"装配机"。

另外，已有不少核酸药物上市，这些药物的最大优势是将治疗靶点拓展到了蛋白质之前的核酸（包括基因）层面。

（十）基因和染色体

在医学上，遗传是指子代与亲代之间生物学特征（如形态、结构或免疫原性等）的相似性，而变异则是指子代和亲代之间生物学特征的差异。要说清楚遗传和变异，必然首先要知道基因和染色体的基本概念。

基因是包含特定蛋白质编码的 DNA 片段，是细胞的遗传物质。DNA 分子是一个像盘旋楼梯一样的双螺旋结构，人类有 20 000~23 000 个基因。

基因型（或基因组）是一个人的基因的独特组合，或称基因构成。因此，一个人的基因型是这个人的身体如何合成蛋白质、这个人的身体该如何长成和如何发挥作用的完整说明。

表型是人体实际的结构和功能，是基因型在人体内的表现方式。并非基因型中的所有指令均可执行（即表达），一个基因是否表达和如何表达不仅受基因型影响，也受环境（包括疾病和饮食）等影响。

染色体是人体细胞内含有基因的结构，核型是人体细胞中全套染色体图像。每个正常人体细胞含有 23 对染色体，总共 46 条。其中，22 对为常染色体，1 对为性染色体（决定性别）。

细胞一分为二进行复制（即一个原始的 DNA 分子产生两个相同 DNA 分子的生物学过程，发生在所有以 DNA 为遗传物质的生物体内，是生物遗传的基础），错误在随后的基因拷贝中复制称为突变。

遗传性疾病是由异常基因或异常染色体引起的疾病，也称基因疾病。异常基因可能是遗传的，也可能由于新突变而自发出现。

基因技术属于生物技术，包括基因工程、基因修饰、基因重组和基因编辑等，因过于专业且复杂，感兴趣的读者可另行阅读相关专业书籍，这里从略。

基因治疗为改变基因功能的治疗。例如，将正常基因插入缺少这一正常基因的某种遗传性疾病患者的细胞。近年来，免疫细胞基因治疗在人类征服癌症的道路上取得了令人瞩目的重大进展。

（十一）蛋白质、脂肪和碳水化合物

1. 蛋白质

蛋白质是由氨基酸组成的复杂分子，是人体的主要组成部分，是大多数细胞的主要成分。蛋白质的合成受人体基因和染色体的调控。

人体总共有 20 种氨基酸，其中一些氨基酸在人体内由一些营养要素合成，但有一些氨基酸是不能合成的，必须从饮食中摄入，称为必需氨基酸。

人体需要蛋白质来维持和更新组织及发挥作用和生长，但通常不用于供应能量。成人每天通常需要摄入 60g 蛋白质。

2. 脂肪

脂肪是由脂肪酸和甘油构成的复杂分子，机体需要脂肪来生长和供应能量，也需要脂肪合成激素和其他一些人体所需的物质（如前列腺素）。

从动物获得的脂肪即为动物脂肪，摄入过多时有可能增加动脉硬化风险等。从植物中获得的脂肪即为植物脂肪。

脂肪每日摄入量最好少于 90g，其中动物脂肪应限制在 8% 以下。

3. 碳水化合物

碳水化合物是由碳、氢和氧组成的一类物质，属于糖类（是糖类的一种形式），包括单糖（如葡萄糖）、二糖（如蔗糖）和多糖（如淀粉和膳食纤维）等。

碳水化合物主要为人体提供能量。其中，单糖分子小，能迅速被人体吸收，故是最快捷的能源，能迅速增加血糖水平。多糖需先分解为单糖才能被吸收，故提供能量的速度稍慢，但仍快于蛋白质和脂肪。

膳食纤维是一种肠道不吸收的复合碳水化合物，建议每日摄入 30g 左右的膳食纤维。一份水果或蔬菜或谷类平均含有 2~4g 膳食纤维，肉类和奶制品基本不含膳食纤维。

每日摄入人体的总能量中最好有 50%~55% 来自碳水化合物。

（十二）维生素和矿物质

维生素和矿物质是人体最基本的营养素，它们不能由机体合成，必须从食物中获取。

1. 维生素

维生素包括水溶性维生素（维生素 C 和 B 族维生素）和脂溶性维生素（维生素 A、维生素 D、维生素 E 和维生素 K），只有维生素 A 和维生素 E 及维生素 B_{12} 能大量储存在人体内。

一些维生素（如维生素 C 和维生素 E）作为抗氧化剂，可保护细胞免受自由基的损伤，这些自由基通常是细胞正常活动的副产物。

2. 矿物质

有些矿物质［如钙、氯（化物）、镁、磷（酸盐）、钾和钠］的需求量相对大，每天 1~2g。人体肌肉、骨骼、心脏和大脑的功能依赖这些矿物质。

有些矿物质需要量较少，为微量矿物质，包括铬、铜、氟（化物）、碘、铁、锰、钼、硒和锌等。

所有这些矿物质在高剂量时都是有害的，其中某些（如铬）可致癌。

一些矿物质（如钙、钾和钠）是人体重要的电解质，身体利用电解质来帮助调节神经和肌肉的功能，并维持酸碱平衡和水分平衡。

（十三）健康与疾病

1. 关于健康

健康是一个人在身体、心灵（精神）和社会生活等方面均处于良好的状态。主要包括：①组织器官无疾病，身体形态发育良好，体形匀称，各系统具有良好的生理功能，有较强的身体活动能力和劳动能力，这是对健康最基本的要求。②对疾病的抵抗能力较强，能够适应环境变化、各种生理刺激和致病因素对身体的作用。③健康免疫，即免疫力均衡。

传统的健康概念是无病即健康，现代的健康观是整体健康。因此，当今的健康内容包括躯体健康、心理健康、心灵健康、免疫健康、社会健康、智力健康、道德健康和环境健康等。

健康是人的基本权利，是人的第一财富。

2. 关于亚健康

亚健康是健康与疾病之间的临界状态，各种仪器及化验结果均为阴性，但人体有各种各样的不适感觉。其实，对亚健康状态的诊断很难。例如，疲劳和失眠，健康的人经过适当休息与调理就可得以纠正和克服，但如果长期处于疲劳和失眠状态就应看为亚健康了。

3. 关于疾病

疾病是机体在一定条件下受一定病因作用后自稳调节紊乱而发生的异常生命活动过程，并引发一系列代谢、功能和结构的变化，表现为症状、体征和行为的异常。疾病是对人体正常形态和功能的偏离。

疾病是一个极其复杂的过程，在许多情况下，从健康到疾病是一个由量变到质变的过程。当外界致病因素作用于细胞，达到一定强度或持续一定时间，也就是说，致病因素有了一定量的积累就会引起细胞的损伤，这个被损伤的细胞出现功能、代谢和形态结构的改变，疾病就出现了。

要正确对待疾病，更要转变对待疾病的态度：从敌视转为感恩，从拒绝转为接受，从恐惧转为自信，从失望转为乐观。需要医学介入的疾病，也不要盲目依赖和过度期待医疗。

（十四）生理与病理

1. 关于生理

生理描述人体如何正常工作。简单地说，生理研究"生（命）"是怎么回事。通常，生理研究正常的生命现象，研究人体各个部分的功能及产生这些功能的机制。

例如，人要喘气，生理就要从肺的通气、换气和气体的运输及呼吸的调节等各个方面去研究解释，大到研究整个胸腔负压的形成，小到肺泡里的气体交换。也就是说，你想知道人体各个部件是如何干活的，就得了解一些生理知识。你要研究医学和疾病，自然首先要知道正常人体是如何运行的，然后再去寻找生了病后到底哪里出了问题。

2. 关于病理

病理着重描述人体在疾病的不同阶段细胞、组织和器官形态和功能的变化。简单地说，病理是研究"病"是怎么回事。

疾病的情况千变万化，因病因不同而变化多端。相同的临床表现可能源于不同的致病原因，因此，病理研究的范围很广，包括了病因、发病机制、器官组织形态结构和功能的变化（包括显微镜下的变化），以及疾病的最终结局与转归等。所以，病理除了研究器官组织结构本身之外，还要研究疾病的发生与发展。

在临床上，病理主要被应用于器官组织形态结构变化的研究。因为不同疾病所造成的器官组织结构的变化是不同的，所以可根据这些变化作病理诊断。很多情况下，病理诊断（如活检）是诊断疾病的金标准。

人体解剖学和组织学研究正常情况下人体各个器官组织的形态结构，包括整个器官组织的外观（称大体观），也包括显微镜下的表现（称镜下观）。与之相对应的，病理（解剖学）提供了在疾病状态下器官组织的大体观和镜下观表现。

（十五）疾病自愈（自限性疾病）

常常将以下情形看成是疾病的自愈：①一部分感染性疾病，人体可以清除病原体，恢复后一些人会一切如常。自限性疾病很多属于此类，尤其是许多病毒感染，由于没有有效的抗病毒药物，主要靠自愈和对症治疗，轻者可能不需要过多干预。②自发缓解，长期不再发病，但以后仍然有复发风险的疾病，尤其是一些自身免疫病。③在人体生长发育不完善时会出现，但随着生长发育可自行好转并痊愈的疾病。④病因特别容易清除，或与生活方式有关，只要稍加干预，不用药物等就能恢复的疾病，如一些精神心理疾病或内分泌疾病。⑤急性症状在一段时间后自行消失，但患者仍有很高的危险性的疾病，常误以为疾病已自愈。

所以，自愈并不代表患者可以完全不把它当回事，或者完全不用看医生，有些自限性疾病仍需对症治疗或采取医学上其他合理的方式进行干预。对任何没有把握的自愈或自限性疾病，建议先去咨询医生，明确诊断，必要时需要随访。还有些疾病（如血栓栓塞性疾病，即脑梗死和心肌梗死），虽然症状可自行消失，但健康风险依然存在，故恢复后即使没有症状也要积极采取干预措施。

（十六）关于医学科学

医生总是在治病救人，但直到现在，依然有许多治疗是无效的，有些甚至有害。有多种理由可以解释为什么医生向患者推荐无效和有时有害的治疗，以及为什么患者会接受：①通常没有有效的替代治疗。②医患往往更倾向于采取某些措施而不是无所作为。③求助于权威医生使患者得到慰藉。④医生常会提供急需的支持。

但是，最重要的是医生不能判定何种治疗有效，而且，希望以前的医生有现在的认知是不可能的。那么，为什么无效甚至有害的治疗会持续数个世纪之久？这可能与下列因素有关。

1. 病情会自然好转

如果疾病自愈或疾病病程结束，患者常会自己恢复。普通感冒一周内即恢复，典型偏头痛只持续一两天，食物中毒症状在 12h 内会缓解，许多患有严重疾病的病人甚至可以不治而愈，慢性病症状（如哮喘）可自行缓解。所以，如果给予足够时间，许多疗法看起来就是有效的，只要给予自然恢复所需的时间，任何治疗似乎都会极其有效。

2. 可能归咎于安慰剂效应

通常对治疗效果的信念足以使人感觉好转，即使所用药物不含活性成分并且没有任何可能的益处，如医学上称为安慰剂的糖丸，疼痛、恶心和虚弱等也会消失。其实，起作用的是信念。

自信满满的医生为一名对其充满信任与希望的患者所实施的治疗方案即使无效甚至有害也常会使患者症状明显改善，这称为安慰剂效应。为什么这很重要？因为治疗使人感觉好转，这是唯一重要的事情。然而，当出现任何危险或潜在严重病变时或治疗本身存在严重不良反应时，医生不要错失施行具有实效治疗方案的时机，这至关重要。

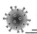

总之，迄今医学科学解决健康问题的能力还很有限，尚需不断发展，尤其是要进一步发展严谨的临床研究设计，使医生能清晰地确定如何采取现时最有效的治疗，以使患者的获益最大化。

（十七）何时就诊

何时去看医生因情况而异，具体取决于是常规就诊、带着问题就诊还是紧急情况下就诊。

1. 常规就诊

通常，每个人都应该进行预防性就诊，但幼儿和老年人需要预防性就诊最多，前者如打疫苗，后者如患有糖尿病或心血管疾病等慢性病。常规就诊的频率依据个人的健康情况而定。

2. 带着问题就诊

人们出现症状或其他健康问题时就要带着问题去看医生。许多症状和问题可在家里处理，包括自我诊断和自我医疗（如使用非处方药进行自我药疗等）。例如，大多数的普通感冒无须医生诊治；大多数擦伤，可先用温和的肥皂水清洗，再涂抹抗菌药软膏，并做保护性包扎即可。

不过，某些疾病的患者应迅速就医而不是等新的症状出现再就诊。例如，慢性支气管炎急性发作出现呼吸困难时应立即去看医生。

3. 急诊室就诊

如果情况很可能危及生命，应去急诊室就诊或呼叫救护中心到最近的医院看急诊。

预先尽可能多地了解危及生命的疾病症状和体征很重要。例如，心脏病发作的症状和体征，卒中症状和体征，呼吸困难，大出血，严重创伤、烧伤和灼伤等，中毒，严重过敏反应，休克或昏迷，任何部位突然出现的剧烈疼痛，严重的精神问题。

4. 认知误区

如果患者看了医生而未获得一张新的处方，患者可能会将此视为一次失败的就诊；同样，如果患者带着处方离开，医生可能觉得他们已经履行了自己的职责。事实上，这些都是就诊的认知误区。处方虽说也是一种商品，但药物仅在真正需要时才可使用。因此，医生开具处方的唯一理由是对患者有好处。

（十八）就诊须知

1. 初诊

第一次就诊时，医生会询问诸如既往史、现病史、家族史、治疗、检查和生活习惯等方面的问题。即使医生没有进行这些询问，患者也应确保医生获取以下这些信息：①任何个人、宗教、种族方面的信息。②既往住院、使用家庭保健设施或从其他医疗保健人员那里获得的信息。③已经进行的任何诊断性检查和治疗的信息。④运动习惯、睡眠习惯、饮食习惯（包括喝咖啡）、性生活习惯、烟草、饮酒和非处方药使用情况等信息。

2. 复诊

每次复诊时，患者最好准备一份清单，以确保医生知道与其健康相关的所有事情。这份清单应该包括以下内容：①任何健康相关的问题。②任何症状或医疗问题，包括精神方面的问题。③任何用药期间出现的不良反应。④其他医疗保健人员推荐的任何诊断性检查或新的治疗措施。⑤何时未能按处方用药及其原因。⑥个人信息变更，包括生活中的重大事情。

在匆匆忙忙的就诊时间内，人们很容易遗忘自己想说的话，所以列出清单很重要。可以将最重要的事情排在最前面，症状应尽可能准确描述，不要主观夸大或缩小。

复诊时应仔细聆听医生的提问，并尽量诚实和完整回答，即使涉及一些私密问题。患者可要求医生解释任何自己不懂的东西，直到搞明白为止。

3. 患者如何陈述？

除非是在精神科或心理门诊，否则请你尽可能陈述事实，而不是陈述判断。例如，最好说成"我眼睛红、我发热到 39℃、我嗓子疼"，而不要说成"我眼睛发炎了、我发热很高、我上火了"。

对于你的感受，请按照不舒服发生的感觉或表现及它们发生的时间来描述。例如，"尿不出来 3 天"是很好的描述，而"尿不出来很久了"则信息量不够。以下供参考：①慢性病最好能精确到年或月，如活动后胸闷 5 年。②最近 1~2 年发病者最好能精确到月，如视力下降 6 个月。③近 1 个月内发病最好能精确到日，如尿不出来 3 天。④急性病最好能精确到小时，如左眼前发黑看不见东西 1h。

如果能用数字描述你的病情，就尽可能告诉医生数字。例如，最好说成"这个星期我的血糖最高升到 13"，而不要说成"这个星期我的血糖很高"。现实状况是，医生如果问"你得高血压多少年了？"，80% 以上的患者都会回答"很久了"，这不利于医生诊疗。

（十九）症状和体征

症状是患者自己向医生陈述（或别人代述）的痛苦表现，如头疼、腹痛、鼻塞、恶心、呕吐等，是病人生病后对机体功能异常的自我体验和感觉，这种异常感觉出现的初期，临床上往往不能客观查出，但在问诊时可由患者的陈述获得。

体征是医生检查病人时所发现的具有诊断意义的异常改变。例如，角弓反张（颈背高度强直，使身体弯曲如弓状）是诊断破伤风的阳性体征。

注意：症状与体征的关系常常是交叉的。例如，患者认为自己发热，医生通过体温计测出患者也是发热。此时，发热既是症状，也是体征，只是出发点不同，一个客观，一个主观。症状是患者主观能感受到的东西，体征是通过检查身体而客观体现的东西，例如，瘙痒是症状，瘙痒部位有皮疹就是体征。

生命体征是用来判断病人病情轻重和危急程度的体征，主要包括心率、体温、脉搏、血压、血氧、呼吸、瞳孔和角膜反射的改变等。生命五大体征（简称"五大体征"）是指呼吸、体温、血氧饱和度、脉搏和血压，它们是维持机体正常活动的支柱，是生命的基础，缺一不可，无论哪项异常均可导致严重或致命的后果。在正常情况下，这五大体征相互协调配合，维系生命；在异常情况下，它们也会相互影响，继之发生危险综合征，甚至危及生命。

1. 体温

口测法正常值：36.3～37.2℃；腋测法正常值：36～37℃；肛测法正常值：36.5～37.7℃。

2. 脉搏

成人正常值：每分钟60～100次。

3. 呼吸

成人正常值：每分钟16～20次。

4. 血压

成人正常值：收缩压90～140mmHg；舒张压60～90mmHg。

5. 血氧饱和度

成人正常值：大于95%。

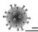

（二十）医疗决定

患者去医院看病，最终要作出医疗决定。实践证明，医生和患者共同作出的决定最为有效。当医生的医学经验和知识与患者的知识和愿望相结合时，即可作出最佳和最适宜的决定。

切记："诊断结果能说明一切"和"医学什么都知道"这两句话都是谎言。医学能解决的健康问题还十分有限，尚需不断发展和进步。

1. 医学检查决定

由于许多不同的疾病都可能导致相同的症状，所以确定病因可能具有挑战性。想要确定病因，应做到以下几点。

①询问病史。通常包括当前和过去的疾病、常规用药、家庭中发生的疾病、旅行史、性行为、使用烟酒和/或娱乐性物质、职业和爱好，也会考虑年龄、性别和种族等。

②体格检查（体检）。通常包括心率、呼吸、血氧、体温和血压等，并查看患者的总体外观，以发现疾病的一般征兆（如虚弱、疲劳、面色苍白、出汗或呼吸困难）。然后，检查身体的不同部位，尤其是症状所在的部位。

③诊断性检查。目的是找出症状出现的原因。一般会考虑具有侵入性较小和风险较低（如血液检查而不是活检）、广泛可用、相对便宜、相对准确、相对可靠等特征的具体检查项目，但并非所有的检查都具有这些有利的特征。做任何检查时，应征得患者的知情同意。注意，并非所有疾病均需做诊断性检查。

④作出诊断。通常通过病史、体格检查和诊断性检查等即可确定患者得了什么病，不能确诊时医生可能会下医嘱进行额外检查。有时，在确诊后尚需做一些检查用于疾病分级分类和衡量已确诊疾病的严重性，以选择更具针对性和更有效的治疗方式。

由于医学科学的局限性，有些疾病暂时或始终不能确诊，有些疾病最初作出的诊断可能与实际情况不符。

2. 医学治疗决定

通常，医生和患者共同决定最佳治疗方案，决定方案时主要权衡治疗的潜在风险和潜在获益。风险是可能发生的有害结局，如疾病恶化或治疗产生严重不良反应。获益可能是治愈疾病（这是治疗的最大好处和最终目标），减轻症状（如疼痛减轻），改善功能（如走得更远），减少疾病并发症（如糖尿病、肾病）等。

权衡治疗的风险和获益有时可能会很复杂，这是因为一种疾病可能没有最好的治疗方法或者风险与获益之间的权衡令人困惑。在这种情况下，只能是患者对医生所提出的最佳建议的最终选择。

3. 大众所需准备的信息

尽管许多人仅依靠医生获取医疗信息，但在作出任何医疗决定之前，大众（尤其是患者）获得关于推荐的检查或治疗的额外信息常常是有帮助的。信息来源可能是医生提供的小册子、书籍杂志和网站上的在线健康资源等。有些信息来源（如虚假广告）承诺提供神奇的疗法，而实际上却没有任何获益。医生可以帮助大众确定信息是否准确。

注意：不同来源的医学信息质量可能差异很大，有时可能包括不准确甚至有害的信息。

（二十一）知情同意书

由患者签名生效的知情同意书是任何医疗干预的先决条件，但该知情同意书不需要公布和公开。如果遇到紧急的就诊，知情同意书通常会按照正常情况假定，即假定知情。对于一些常规的和不可能造成危害的医疗干预（如常规的静脉输液），情形示意即可被认为同意。

伦理和法律机构通常要求医务工作者保证病人至少知道如下信息：①目前自己的健康情况，包括如不采取任何治疗可能会有什么后果。②可能有效的治疗措施及其潜在的风险和益处的描述和解释。③通常情况下医务工作者对治疗方案的专业化意见。④这些因素的不确定性也要逐一讨论。

医生应该告诉患者治疗后的恢复前景和一旦治疗成功后的生活将会如何等。一般来说，这些告知和讨论结果会记录在案，并得到患者的签字认可。

患者有拒绝接受医疗干预的权利。如果拒绝治疗的后果损害到其他人员（如未成年儿童），应当寻求伦理和法律方面的帮助。

任何形式的临床研究均需事先与受试者签署知情同意书。

（二十二）大众如何实现用药最大获益

1. 了解疾病及其治疗药物

①留存所有医学问题和药物过敏清单。②给所有正在服用的药物列出一个清单，包括非处方药、维生素和矿物质等。③了解服用每种药物的原因及它们应有的益处。④了解每种药物的不良反应及发生不良反应后如何处理。⑤了解如何服用每种药物，包括每天服药的时间、是否随餐服用或是否可与其他药物同时服用，以及如何停用等。⑥了解漏服后如何处理。

2. 正确使用药物

①按照医嘱和药品使用说明书的指导用药。②停药前有任何问题咨询医生，如出现不良反应或药物似乎不起作用等。③对之前不用的药物坚决丢弃，除非另有医生或药师的指导。④了解药物的有效期，不用过期药。

3. 与医生或药师经常联系

①所有药物最好从一家药店或医院获得。②约见医生时最好带上所有药物。③告诉医生或药师你是如何服用全部药物的，并询问他们自己的陈述是否正确。④所有非处方药、维生素和矿物质、保健品或补品等，均要让医生或药师知道。⑤加用新药前要咨询医生。⑥出现可能与服药有关的症状（如新症状或意外症状）时要告诉医生或药师。⑦当药物有所变化时要与医生或药师重新讨论。⑧如果在不止一个医生处或一家医院就诊，要确保每一个提供诊疗的医生均知道你正在服用的所有药物。

（二十三）用药依从性

用药依从性是指患者服从药物治疗的程度。患者不遵从说明书和医嘱用药，最终会影响疾病的治疗和患者的康复，漏服或提早停用抗菌药或抗病毒药还可能导致微生物耐药。用药依从性差的主要原因包括以下两方面。

1. 药物方面的原因

如药物不良反应大（真的或患者想象中的）、用药复杂（如频繁使用多种药物）、烦人或限制性警告（如不能饮酒或不能吃奶酪）、药物外观相似、味道或气味不佳等。

2. 患者方面的原因

如冷漠，对所用药物有顾虑（如担心不良反应、依赖或成瘾），不承认有该病或其严重性，遗忘，误解处方时的指导，不相信药物的功效，症状的减轻或消失，身体上有困难（如药片或胶囊的吞咽、瓶子的打开或是配药有困难）等。

用药依从性高表现在迅速获取药物并按照规定的剂量、用药间隔、疗程及所有附加的特别说明（如空腹服用）使用。患者如停用或改变了用药方式，一定要告诉医生。

儿童遵医嘱的情况可能要比成年人更差。父母可能未确切理解医生的指导，而且常常用不了一刻钟就几乎忘记了一半的医嘱内容。

老年人依从性差的原因更多见于使用多种药物及必须一天应用多次药物。老年人认知能力的损害可进一步降低用药依从性。

总之，用药依从性很重要。如果患者遵说明书和医嘱用药，能减少至少10%的住院、许多不必要的门诊、许多诊断性检查及不必要的治疗。但现实情况是，大约只有一半的患者是按医生指导和说明书用药的。所以，大众应高度重视用药依从性。

（二十四）营养支持疗法

营养支持疗法包括肠道内营养（简称"肠内营养"）支持疗法和静脉（肠外）营养支持疗法两种。

1. 肠内营养支持疗法

肠内营养支持疗法适用于那些消化道功能正常，但不能经口摄入或不愿意进食的病人。小肠吸收不良（如克罗恩病患者）也需要肠内营养支持疗法治疗。市售的组合配方是最常用的，通常也最容易得到。

接受肠内营养支持疗法治疗时，病人应该保持上身直立30~45°的姿势，并在治疗结束后继续保持此体位1~2h，以减少吸入性肺炎发生的可能性，帮助食物移动进入肠道。

相对于静脉营养，肠内营养支持疗法能较好地保留和利用消化道的原有结构和功能，引起的并发症较少，价格相对低廉。

2. 肠外营养支持疗法

即通过静脉输液提供营养。又分为部分和完全两种，前者指每日的营养素需要量中的一部分通过静脉输液，作为经口摄入营养的补充；后者则是通过静脉输液的方式提供每天所有的营养素需要，不适宜用于肠道功能完好的病人。

肠外营养支持疗法治疗时，要密切监测患者的各种并发症（尤其是感染）。

（二十五）物理治疗

物理治疗是康复治疗关注的重点，包括锻炼和控制身体的训练等，能改善关节和肌肉功能，帮助人们更好地站立、平衡、行走和爬楼梯等。具体方法和技术主要包括以下几方面。

1. 关节活动锻炼

关节活动范围一般在卒中或长期卧床后会受限，这些疾病有降低人的身体功能或引发褥疮的风险。治疗师会采取适当方法锻炼患者的关节。

2. 肌肉强化锻炼

多种方式（如使用弹性带）的锻炼可增加肌肉力量，但所有锻炼均需逐渐增加阻力。

3. 协调锻炼和平衡锻炼

适用于卒中或脑损伤患者的康复。协调锻炼旨在帮助人们完成特定的任务。

平衡锻炼最初使用平行杆辅助，当熟练后患者可不需要平行杆。

4. 步行（走路）锻炼

可从扶着平行杆开始，再进一步到在诸如拐杖之类的机械帮助下行走。

5. 全身调整锻炼

用于长期卧床或瘫痪患者的康复，有助于改善心血管功能及维持或改善柔韧性和肌肉力量。

6. 移动锻炼

对于许多患者（尤其是髋部骨折、截肢或卒中患者），此锻炼方式是康复治疗的重要目标。

7. 使用倾斜桌

如果患者已严格卧床休息数周或有脊髓损伤，他们站立时就会感到头晕，此时可用倾斜桌帮助他们。

（二十六）替代治疗

替代治疗是指应用其他疗法替代常规医疗。常用的替代治疗方法主要包括：服用膳食补充剂（如补品、维生素和矿物质、天然提取物），瑜伽，打太极拳，练气功，深呼吸训练，手法治疗，冥想，按摩与推拿。人们应寻找从专业学校毕业并取得专业资质的人员接受这些治疗。

（二十七）心理治疗

心理治疗是医生在不使用药物等的前提下，通过语言等来影响心理活动的一种治疗方法。

现代社会越来越多的人认识到心理健康的重要性，很多人都愿意接受心理治疗师的帮助，这是一个很好的观念转变。心理治疗不再是人们心中不愿让人知晓的羞耻的事情，也不再是大众眼中神秘莫测的东西。现在许多综合性医院都已开设心理治疗科室，心理治疗越来越普及。

常用的心理治疗方法包括逗乐法、怡悦疗法、森田疗法、艺术疗法、音乐疗法、合理情绪疗法、催眠疗法、认知领悟疗法、暗示疗法等，具体见相关专业书籍。

随着研究的不断深入，心理疗法的标准化和疗效评估的客观化等方面已取得较大进展，心理治疗越来越得到大众认可。

（二十八）药物从实验室到上市

一种药物从实验室研究开发（简称"研发"）到上市通常需要历时10年左右的时间，主要经历以下几个阶段。

1. 早期研发

此阶段为实验室研究，目标为确定药物的主要物理和化学特性、制备工艺和质量控制等，并评定药物在活体生物中的安全性和有效性。

2. 临床研究

临床研究又细分为3个阶段。①临床1期：通常需要20～80名受试者，以明确不同剂量药物安全性和血药浓度等。②临床2期：通常需要患有或可能发展为目标疾病的受试者100人左右，初步确定药物的有效性和剂量范围及不良反应等。③临床3期：通常需要300～20 000名有目标疾病的患者，确定有效的剂量方案，更多了解药物的有效性和在之前研究中未观察到的不良反应，对比分析受试药物与已有药物的相对疗效等。

3. 批准上市

政府监管部门评估早期研发和临床研究阶段的所有信息，判断药物的有效性和安全性是否已得到足够数据的支持，并最终作出是否批准上市的决定。

4. 上市后监测

也称4期临床研究。在所有用药人群尤其是特殊人群（如儿童、老年人和孕妇）中发现之前研究中未出现的问题，如长期用药可能出现的问题和罕见的问题等。如果有新的证据表明药物可能引起严重不良反应，监管部门可能会将该药撤市。

注意：药物在未批准上市前一般称为候选药物，在候选药物之前用来研发的物质一般称为先导化合物。

（二十九）关于药物

药物，也称为药品，是任何用于诊断、治疗或预防疾病或影响身体结构与功能的物质（食品和医疗器械除外）。简单地说，药物是任何影响身体及其生命过程的化学或生物物质。

药物可分为处方药和非处方药（OTC）。处方药是指由医生开具处方才能获得，需在医学监督下才能使用的药物。非处方药是指不需医生处方便可在药店购买的药物。非处方药可帮助人们缓解许多令人烦恼的症状，对疾病进行简单的自我药疗，避免去看医生的麻烦和费用。其使用是否合理取决于患者对病情的自我诊断，故人们应尽可能确保自我诊断的准确性，以免错误用药留下隐患。人们在使用非处方药时应仔细阅读药品使用说明书，从而掌握正确剂量、正确疗程和注意事项等，包括哪些情况不能用药，有任何疑问时应咨询医生或药师。

根据获得批准并上市的时间先后，药物又可分为原研药和仿制药。仿制药是一个专有名词，是指化学结构与已上市的某种药物相同或相似的药物，其中生物制剂（如抗体、疫苗或活细胞药物等）的仿制产品特称为生物类似药。与之相对应的最早上市的药物即称为原研药，又称专利药。

每个药物至少有 3 个名称：化学名、通用名和商品名。化学名表述药物的结构，通常很复杂，且使用不方便。通用名为正式名称，为官方授予，通常是化学名、结构或分子式的缩写，但也比较复杂且难以记忆。商品名由申请批准该药的厂家决定，通常朗朗上口，与药物的预期用途相关，并且相对容易记忆。

理解药物属于哪个类别很关键。通常药物按照治疗作用分类，即按照药物被用来治疗何种疾病分类。每一个治疗类别下药物又被细分为亚类，一些亚类是基于药物在体内的作用机制而分的，例如，用于治疗高血压的药物称为抗高血压药或降压药，钙通道阻滞剂和倍他受体阻断剂则是抗高血压药中作用机制不同的亚类药物。

根据分子量大小不同，药物又可分为小分子药物和大分子药物。小分子药物一般是指相对分子质量在 1000 以下的药物，通常采用化学合成的方法获得。大分子药物一般是指相对分子质量超过 1000 的药物，包括多肽、蛋白质、抗体、抗体药物偶联物、核酸和活细胞药物等，大多通过生物技术获得。

◆ **各类药物特征对比**

项目	传统小分子药物	蛋白质降解类小分子药物	抗体类大分子药物	核酸类大分子药物
是否需要活性位点	需要	不需要	需要	不需要
能否清除靶蛋白	不能	能	不能	能
细胞穿透性	能	能	能	不能
给药途径	口服/注射	口服/注射	注射	注射
研发难易程度	难	易	易	易

（三十）药物剂型

任何药物在供临床使用前均需制成适合于医疗或预防应用的形式，这种形式称为药物剂型。药物制成不同的剂型后不仅用量准确，同时增加了稳定性，有时还可减少毒副作用，或便于存储、运输和携带等。为了达到最佳的防治效果，根据给药途径不同，同一药物还可制成不同的剂型供临床使用。

药物剂型有几十种之多，比较常用的也有二三十种。经胃肠道给药的剂型，包括片剂、胶囊剂、颗粒剂、混悬剂（干混悬剂或混悬液）等，容易受胃肠道中的酸或酶破坏的药物一般不能采用此类剂型。非经胃肠道给药的剂型包括注射给药剂型（如注射剂）、呼吸道给药剂型（如吸入制剂）、皮肤给药剂型（如软膏剂）、黏膜给药剂型（如眼膏剂）及腔道给药剂型（如栓剂）等。

药物形成所需的剂型后活性成分只占一小部分，里面没有直接药效的东西叫辅料。所有的药物都是活性成分和辅料的混合产品。每个药厂都有一批科学家专门负责研究辅料和活性成分的最佳搭配，这个专业叫药剂学。这绝对是个高科技，难度很大，挑战很多，对药物是否能发挥最佳效果意义重大。

（三十一）药效学

药效学是药物效应动力学的简称，主要研究药物如何作用于人体。药理学作为医药学的桥梁学科，包含药效学和药物代谢动力学（简称"药动学"）两大部分。药效学的主要研究内容包括以下几方面。

1. 防治作用

防治作用是指药物用于防治某种疾病的作用。值得注意的是，药物仅影响现有生理功能运行的速率，不改变这些功能的基本性质，也不创造新的功能，已受损且机体无法修复的功能也不能靠药物恢复。尽管一些药物仍有助于身体自身修复，但这些重大局限是药物治疗组织损伤性疾病或退行性疾病时大多失败的根本原因。

药物有效性是药物在实际使用中发挥的效果。

2. 不良反应

不良反应是药物在发挥防治作用时对机体产生的任何不想要的药物作用。不良反应主要包括：①剂量相关不良反应，包括副作用（在治疗剂量下产生的与防治作用无关的不良反应）和过量反应（剂量过大所致）。二者均与剂量有关，发生机制明确，通常可预知。②过敏反应。并非剂量相关，与给药途径和用药部位等也无关。过敏体质的人再次接触某种药物时，会引起过敏反应。使用这些药物时需皮试，阴性者方可使用，如青霉素过敏者严重时可发生过敏性休克，除做皮试外，使用前必须准备好肾上腺素等急救药。③特异质反应。特异体质患者发生的不良反应，发生机制目前尚不清楚，大多不可预测。这些反应往往较严重，但一般在极少数人中发生。

3. 作用部位

药物作用部位通常称为药物靶点，是药物与机体生物分子的结合部位，包括受体、酶、离子通道、转运体、免疫系统、核酸等。

4. 作用机制

作用机制是说明药物如何作用于机体发挥作用的。

5. 影响药物作用的因素

药物对身体的影响可能受多种因素的制约，如患者年龄、遗传组成、其他（如除正在接受治疗的疾病之外的其他医疗状况，包括合并用药）。

（三十二）药动学

药动学主要涉及人体如何处置药物，包括吸收、分布、代谢和排泄过程。药理学作为医药学的桥梁学科，包含药动学和药效学两大部分。

1. 吸收

吸收是指给药后药物从用药部位进入血液循环的过程，由静脉途径直接进入血液的药物不存在吸收。吸收影响药物的生物利用度（即药物从吸收部位到达作用靶点的速度和程度）。药物的物理化学性质、含有的其他成分、剂型、用药人群的生理病理特征和如何存储药物等是影响药物吸收的主要因素。

2. 分布

分布是指药物在血管和不同组织（如脂肪、肌肉和脑）中的转运，以及药物在组织中的相对分布比例。

一些药物缓慢地离开血流，原因是它们与血液中蛋白质紧密结合，反之则迅速离开血流并进入其他组织。与蛋白质结合的药物是无活性的，因此，血液中结合型药物相当于药物的储备库。

一些药物可在某些特定的组织中蓄积（如治疗心衰的地高辛在心脏蓄积），同样可以作为药物的储备库。

3. 代谢

代谢是指身体对药物化学结构进行改变的过程，也称药物转化。代谢类型包括氧化、还原、水解和结合等。代谢产物可以是无活性的。肝脏是药物代谢的主要场所，主要机制是借助特定类别的肝药酶对药物进行处理。

4. 排泄

代谢和排泄通常合称为消除（即从身体移除药物）。大多数药物经肾脏以尿液形式排泄，一些药物可经胆汁排泄，也有少数药物经唾液、汗液、乳汁甚至呼气排泄。

（三十三）药物相互作用

药物对人体的作用可能与预期有所不同，因为药物有可能与患者正在服用的另一种药物发生相互作用，这被称为药物相互作用。

药物相互作用的类型包括重复用药、拮抗作用和改变机体对药物的处置过程等。

1. 重复用药

同时服用两种或两种以上本质上完全一样的药物时，药物的疗效可能不增加，而只增加药物不良反应。这种重复用药多出现在使用商品名销售的药物中，因商品名不同，患者以为是两种药物，但实际上它们含有相同的活性成分，就这样无意间服用了具有相同活性成分的两种或两种以上的药物。因此，大众应仔细查看说明书并明确每种成分，避免重复用药。

重复用药的问题也可能出现在作用相似的两种不同药物中。例如，当两位医生为同一位患者同时开具安眠药时，就有可能无意中让患者重复用药，导致过度催眠。因此，患者应告知医生其正在使用的所有药物，或在同一家药房取药（许多药房的电脑系统可自动审核用药医嘱和处方，以确定是否存在药物相互作用），以降低重复用药风险。

2. 拮抗作用

两种作用相反的药物可能互相影响，从而降低一种或两种药物的疗效。例如，降压药普萘洛尔（心得安）拮抗止喘药沙丁胺醇的作用，这是因为两个药物均作用于相同的细胞膜受体，但一个是阻断该受体，另一个是激动该受体。

3. 改变机体对药物的处置过程

一种药物可改变机体对其他药物的吸收、分布、代谢和排泄过程。例如，抗菌药红霉素可降低肝药酶活性，增加抗凝药华法林的体内浓度，带来出血风险。

（三十四）合理用药基本原则

以现时药物与疾病的基本知识为基础，安全、有效、经济而又适当地使用药物，就是合理用药。其中，"适当"是指用适当的药物，以适当的剂量，在适当的时间，经适当的途径，给予适当的病人，使用适当的疗程，达到适当的防治目标。合理用药的基本原则包括以下几点。

①用药要遵循能不用就不用、能少用就不多用、能口服就不肌内注射和能肌内注射就不静脉输液的原则。

②购买药物要到合法的医疗机构和药店，注意区分处方药和非处方药，处方药必须凭医生处方购买。

③仔细阅读药品使用说明书是正确用药的前提。要严格掌握适应证，正确选择药物。要特别关注药物禁忌、慎用情况、不良反应、注意事项及药物间相互作用等。尤其是老年人、儿童、孕妇、哺乳期妇女用药更应依据说明书谨慎使用。如有疑问要及时咨询医生或药师。

④处方药要严格遵循医嘱，切勿擅自使用，特别是糖皮质激素和抗菌药不能自行调整用量或停用。

⑤任何药物都有不良反应，非处方药长期和大剂量使用也会导致不良后果，故用药过程中如有任何不适需及时咨询医生或药师。

⑥药物存放要科学和妥善，以防止因存放不当导致药物变质或失效。谨防儿童和精神疾病者接触药物，一旦误服或误用，要及时携带药物和包装就医。

⑦保健食品不能替代药物。

⑧不可随意滥用药物。新药、进口药和贵药并不一定等于好药，用药不要赶时髦。

⑨不要更换药物太快或随意停药。更换药物要先咨询医生或药师。

⑩用药期间最好不要抽烟、饮酒或喝浓茶等。

（三十五）"饮料" 与药物

一些"饮料"不可与药物同服。如果同服，轻则无效，重则致命。以下为"饮料"与药物之间相互关系的示例。

1. 酒与药物

你一定听说过"头孢就酒，说走就走"吧。乙醇（酒精）在体内经过乙醛脱氢酶来代谢，头孢类抗生素抑制该酶活性，会导致服药者体内乙醛蓄积，继而出现中毒反应，严重时可致死。除了大部分头孢类，甲硝唑、呋喃唑酮、格列本脲、格列齐特、格列吡嗪和华法林等均不能与酒同服。

2. 浓茶与药物

茶叶中含有大量鞣酸，可能与药物结合而生成沉淀，影响药物的吸收。这些药物包括消化酶类（如胰酶和乳酶生），金属离子制剂（如钙剂、铁剂、铋剂和铝剂），四环素类，大环内酯类（如红霉素），生物碱类（如伪麻黄碱、阿托品和可待因），苷类（如地高辛）等。

喝茶也影响利福平吸收。此外，茶叶中含有的咖啡因和茶碱有中枢兴奋作用，能拮抗安眠药（如地西泮）等的药效。

3. 果汁与药物

西柚汁中的成分呋喃香豆素会结合肝药酶，使经过肝药酶代谢的药物血浓度升高，导致药效过强或毒性增大。这些药物包括硝苯地平、非洛地平、他克莫司和环孢素等。

4. 碳酸饮料与药物

碳酸饮料（如可乐和雪碧）含有的二氧化碳溶于水后形成碳酸氢盐，可中和部分胃酸而增加一些药物的吸收，间接导致血药浓度过高，易致不良反应，但伊曲康唑除外（依据其说明书，对于胃酸缺乏者，需将药物与可乐同服）。

5. 含乳饮料与药物

牛奶等含乳饮料含有丰富的钙离子，可与四环素类、喹诺酮类和异烟肼等生成络合物或螯合物，不易被胃肠道吸收，从而降低药效。

总之，吃药的时候用温水送服是最好的，但喝水的方法和用量等也有讲究。至于某一具体的药物能否与某一具体的"饮料"同服，一般在药品使用说明书中均会注明。在用药前大家一定要仔细阅读说明书，必要时可咨询药师。

（三十六）预防性药物治疗

预防性药物治疗是指用药物预防疾病。疾病的预防性药物治疗通常分为以下三级。

①一级（初级）预防性药物治疗实际上是用药物预防疾病发生，疫苗接种就属于一级预防。由于得到有效且安全的疫苗及它们的广泛接种，天花已经灭绝，一些危险甚至是致命的感染性疾病如白喉、百日咳、破伤风、腮腺炎、麻疹、脊髓灰质炎等的感染人数较最高峰降低超过99%，表明接种疫苗作为一级预防已经获得巨大成功。

②二级预防性药物治疗是指在出现疾病症状之前进行早期药物治疗。二级预防可能涉及筛查项目，如乳腺癌和骨质疏松的筛查；还有可能追溯诊断为性传播疾病患者的性伴侣（接触者追踪），并在必要时加以治疗以尽可能减少疾病传播。乳腺癌高危妇女可从二级预防性药物治疗（如服用他莫昔芬）中获益。

③三级预防性药物治疗是对已经存在的慢性疾病的预防性药物治疗，以阻止并发症的发生或危害加重。例如，对于有冠心病或卒中病史的高危人群，三级预防性药物治疗常规推荐使用阿司匹林，以防止再次发生心脏病或卒中。此外，三级预防性药物治疗可能还涉及提供支持和恢复措施以防止病情恶化、优化生活质量，如心肌梗死和卒中的康复。

预防性药物治疗益处明确，同时对所推荐药物的不良反应经过评估属于较低风险。尽管预防性药物治疗只是针对特定疾病，但有些疾病很常见，因而这种治疗对很多人非常有用。

（三十七）老年人用药须知

老年人用药应遵循以下基本原则：①如无必要，尽量不用或少用药物。②用药应严格遵循医生指导，切忌自作主张，随便用药。③尽量减少同时应用的药物种类，联合用药应少而精。④宜从小剂量开始，逐渐达到适宜的个体最佳剂量。⑤要特别注意老年人用药的个体差异。⑥避免使用作用强烈和容易引起中毒的药物。⑦不可长期使用有依赖性和成瘾的药物。⑧尽量避免应用不适合老年人使用的药物。⑨选择最佳服用时间，尽量延长联合用药的时间间隔，在保证疗效的同时，降低药物间相互作用的风险。⑩提高用药依从性。老年人由于记忆力减退，容易漏服、多服或误服药物，家属要定期检查老年人用药情况，做到按时和按规定剂量服药。

（三十八）儿童用药须知

儿童生病并不可怕，可怕的是家长们心急乱用药和滥用药。儿童用药时应特别注意以下几点：①不给儿童服用成人的药物。儿童不是成人的缩小版，所以，不要擅自给儿童使用成人药物，减少剂量也不行，儿童要用儿童药。②用药遵医嘱，不要擅自给儿童用药。儿童生病是否需要用药及需要用哪些药应由儿科医生看诊后给出专业的判断和建议。③尽量选择单一成分的药物。尽量不用复方制剂，以免增加不良反应风险。④服药前仔细阅读药品使用说明书。⑤不要选择"尚不明确"的药物。标注有"尚不明确"的药物安全性未知，风险更大，此类药不能自行给儿童服用。⑥不要擅自调整药物剂量。不要擅自减量或加量，一定要遵循医嘱和药品使用说明书。

（三十九）围产期女性用药须知

1. 怀孕期用药

如果孕妇患有可能伤害自己或婴儿的疾病（如哮喘、糖尿病、高血压、癫痫），需要在怀孕期间服药，此时应与医生讨论哪些药物是必需的，哪些不应该服用。一般来说，除非绝对必要，否则应避免在怀孕期间服药。

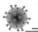

所以，一旦知道自己怀孕，应立即告知医生，并询问医生处方药和非处方药的风险和益处，以决定是否停用。还要告诉医生正在服用的任何维生素与矿物质、膳食补充剂和天然提取物等，并询问它们的风险。

有时，即使是危险的药物也值得用来治疗更为危险的疾病，此时，医生会选择合适的药物来最大限度地保障孕妇和胎儿的健康。

2. 哺乳期用药

哺乳期妇女在用药前应该咨询医生，即使是非处方药或膳食补充剂。用药前应仔细阅读标签和说明书，因为它们包含是否适合哺乳期妇女使用的警告和注意事项。必须用药时，如有可能，药物应在哺乳后立即服用或在婴儿的最长睡眠时间前服用。

如果哺乳期妇女必须服用可能损害婴儿的药物，应停止哺乳。一般情况下，停药后可继续哺乳。

（四十）物质使用障碍

物质使用障碍通常涉及人们继续使用某种物质的行为方式，尽管使用该物质已出现问题。

"成瘾""滥用"和"依赖"等术语传统上被用于有物质使用障碍的人群，但这些术语的定义太过宽泛，不是很有用，也具有批判性，故医生更喜欢使用更全面和更不负面的术语，即"物质使用障碍"。

涉及的物质通常包括：抗焦虑药和镇静催眠药；阿片类镇痛药，也称成瘾性镇痛药（如吗啡和哌替啶）；咖啡因；大麻；酒精；娱乐性物质（如可卡因）；烟草（尼古丁）；致幻剂。

合法和/或容易获得的物质，如酒精和烟草，更可能首先被使用。另外，在治疗疾病或手术（包括牙科手术）过程中，人们常规使用阿片类镇痛药。如果患者没有服用医生所开具的全部药量，那么药物有时会落在以娱乐为目的使用它们的人手中。

这些物质能使人产生愉悦感，这种感觉可能非常强烈，以致人们强烈渴望继续使用该物质。他们可能会用非正常手段来获取和使用该物质，并需要使用越来越多的该物质才能感受到所需要的效果（即从依赖发展到成瘾）。当该物质停用或被另一种物质抵消时，会出现不愉快的躯体反应（称为戒断症状）。而物质使用障碍的具体治疗方法依赖于使用了何种物质，随所用物质和具体情况而定。

（四十一）药物使用说明书

药物使用说明书是国家监管部门核准的药物使用说明，患者在用药前应仔细阅读并严格遵循。如果对说明书的内容有疑问，可向医生或药师咨询。

人们可重点关注说明书中的下列内容。

1. 活性成分

指药物自身的活性成分，复方药则含有多种活性成分。

2. 适应证

即药物治疗的主要疾病和症状。

3. 警示

包括何时不能用药、何时及用药多久需咨询医生或药师、什么因素会影响药物预期效果等。它们通常包括：①列出使用前需咨询的一些情况，涉及药物与疾病的相互作用。②列出正在使用的其他药物需咨询的一些情况，涉及药物之间的相互作用。③列出使用本品时常出现的一些情况，如常见的不良反应、对药物的有效性和安全性可能产生影响的食物（药物与食物相互作用）、其他特别注意事项（如不要在服药期间驾驶车辆等）。④列出专门针对孕妇、哺乳期妇女及儿童的警示，包括用药过量的处理。

4. 用药指导

针对不同年龄和体重给出服用剂量和给药间隔等。

5. 其他信息

一些特殊说明，如如何保存药物，再如非活性成分。患者实际使用的药物（如片剂）中除活性成分外还包含了为便于给药等而添加的辅料，这些辅料通常是对人体无害的，但某些辅料会导致少数人产生过敏反应，因此这部分人应使用不含这些致敏成分的药物。

（四十二）家庭急救箱

家庭急救箱应妥善保管，并应每隔3~6个月补充或清理一次物品。其通常包括以下基本物品：治疗过敏症的药物、抗菌药、非甾体抗炎药、甾体抗炎药、心脑血管疾病急救用药、洗眼液、消毒纸巾、酒精棉球、镊子和小剪刀、棉签和棉球、绷带和胶带、创可贴、手套、小手电、急救手册。

另外，以下信息随时可用：急救中心或家庭医生的联系方式、每个家庭成员的用药列表、每个家庭成员的病史列表。

（四十三）认识自我的免疫容忍

"免疫系统为什么不会攻击自身细胞（免疫相容）？"这一问题到了20世纪中叶才开始引起研究者的兴趣。原来，人体的免疫系统能认得自体、对自体组织和细胞相容（即给予容忍）是在新生儿时期才学会的。刚出生时，免疫细胞还在发育中，尚未具备辨认自体和异体的能力。过了一段时间，2~4周后，在胸腺发育出来的T细胞及在骨髓发育出来的B细胞才有辨认能力，这段发育时间很关键，因为一旦过了这段时间便不会再认得自体细胞。这种精密的设计在分子生物学上非常复杂，因为要在短时间内认得那么多的分子为自我，需要非常迅速的分子处理。这正是自体容忍的奥秘，除了已明确其与HLA有关外，不少问题仍待研究。

研究还发现，自体免疫容忍不只是靠出生时T细胞和B细胞在胸腺和骨髓的发育培养，也依靠其他免疫细胞的辅助。在特别的情况下，免疫容忍在成年人也会发生，其中以母体怀孕时的状况（母婴相容）最为神奇（详见下节）。

（四十四）母婴相容免疫

胎儿在母亲子宫内度过了将近 10 个月，由母亲提供营养与保护，过得相对安稳。事实上，婴儿能在母亲身体中平安无事，一点都不理所当然，而是奇迹，是人类的又一奇妙设计。

从免疫的角度出发，胎儿对母亲而言是基因不同的异体。胎儿只有一半基因来自母亲，另一半来自父亲，其组织相容性基因与母亲不同，因此母亲体内的免疫细胞不会将胎儿当作自体细胞，理论上应该发起攻击。但实际上，母亲的免疫系统并没有攻击胎儿。为什么母亲的免疫系统能容忍胎儿？许多科学家想回答这个问题，几十年来的研究已带来一些答案。

最早提出的理论是，胎儿并没有与母亲直接接触，而是以胎盘与母亲的循环完全隔开。胎儿经由胎盘摄取母亲供给的营养，胎盘就像一块隔板，将母亲的免疫系统与胎儿分开，所以无法侦察到胎儿体内的细胞。这种说法并不正确，因为母亲与胎儿的血液是相通的。

另一种推论是，在母亲体内的胎儿具有特殊类型的 HLA，母亲的免疫系统不把它当作异体，因此不会产生反应。

最近的一种理论是，胎儿细胞会制造小分子物质，增强调节性 T 细胞活性，其会抑制母体免疫反应，因此不会发动攻击。

母婴相容已成为免疫的美谈。这种精密的设计不只让母亲安心，也让人类得以延续。这真是免疫温馨的一面。

（四十五）免疫复合物

免疫复合物又称抗原抗体复合物，是抗原与抗体结合所形成的一种复合物。

正常情况下，小分子可溶性免疫复合物可被肾小球滤过而排到体外，大分子不溶性免疫复合物可被巨噬细胞等吞噬，这是机体免疫防御机制的一部分。在某些情况下，免疫复合物可发生沉积，并激活补体，导致炎症和免疫性疾病。例如，链球菌感染后肾小球肾炎就是由链球菌可溶性抗原与抗体结合，沉积于肾小球基底膜，激活补体，吸引中性粒细胞释放多种酶类损伤肾小球所致。类风湿关节炎就是类风湿因子与 IgG 抗体结合形成过剩的免疫复合物，随血液循环沉积于关节等处引发局部炎症和关节损伤所致。

影响免疫复合物沉积的因素主要包括：①循环免疫复合物的大小。这是一个主要因素，一般而言，分子量约 100 万的中等大小的复合物易沉积在组织中。②机体清除免疫复合物的能力。单核细胞/巨噬细胞功能缺陷或补体缺陷的患者可导致免疫复合物持续存在继而在组织中沉积。③抗原和抗体的理化特性。如表面电荷、结合的亲和力和抗体类型等。④解剖和血流动力学因素。肾小球或滑膜中的毛细血管处于高流体静压下，因而成为免疫复合物最常沉积的部位之一。⑤炎症介质的作用。免疫复合物能与炎症细胞结合并刺激它们在局部释放生物活性物质，从而加重组织损伤。

免疫复合物病就是由免疫复合物沉积所引起的疾病，包括与内源性抗原有关者，如类风湿关节炎等；与外源性抗原有关者，如链球菌感染后肾小球肾炎等；还有抗原性质不明引起者，如慢性免疫复合物性肾小球肾炎等。

（四十六）静默无声的炎症疾病

越来越多的研究表明，静默无声的慢性炎症已成为许多慢性疾病的引发者。这种发炎很低调，平时看不出任何征兆，但能造成血管硬化，引发肥胖和代谢综合征，造成胰岛素抵抗和糖尿病等。它们都是危害人类健康的疾病，已成为 21 世纪人类面临的重大危机。

1. 慢性炎症引发动脉硬化

血管硬化的发炎没有典型的炎症特征，因此被认为是一种静默的发炎。冠状动脉慢性炎症会导致心肌梗死，脑动脉的慢性炎症会导致卒中。食物改良、饮食习惯改进和高血糖、血脂异常、高血压的控制等可减轻血管发炎状况，并能阻止动脉硬化继续发展。

2. 慢性炎症引发肥胖和代谢综合征

研究发现，脂肪组织的发炎在肥胖中扮演关键角色。脂肪组织的发炎会影响体内代谢，波及心血管引起高血压，并让胰腺发炎引起糖尿病，在肝脏引起脂肪肝等。脂肪组织的发炎也是沉默无声，不痛不痒，不会引起注意，所以大众更要注意。

3. 慢性炎症是糖尿病的元凶

最近的研究发现，糖尿病是由免疫细胞反应造成发炎所致。1 型糖尿病是由于自身免疫引起慢性炎症而将胰岛破坏，机体的胰岛素来源中断引起严重的胰岛素缺乏导致的。2 型糖尿病是由于慢性炎症使得机体对胰岛素反应低下，因而无法利用葡萄糖。科学家们正在积极寻找免疫发炎的病源，并在此基础上研制有效药物来降低免疫发炎。

（四十七）体质

1. 关于体质

体质是由先天遗传和后天获得所形成的人类个体在形态结构和功能活动方面所固有的相对稳定的特性，与心理性格具有相关性。简单地说，体质就是人体健康状况和对外界的适应能力。

个体体质的不同表现为在生理状态下对外界刺激的反应和适应上的某些差异性，以及发病过程中对某些致病因子的易感性和疾病发展的倾向性。

身体素质是体质的一部分，包括身体在生活、劳动和运动中所表现出来的力量、速度、耐力、灵敏、柔韧等。1952 年，伟人毛泽东提出"发展体育运动，增强人们体质"，高度概括了体育与体质的关系，从此人们对体质这一概念有了十分形象的认识。

2. 关于特异体质和过敏体质

特异体质是指体质状况不同于常人，也称特应（性）体质。注意，特异质反应是对某些物质的一种异常反应，发生于特定个体（通常为先天性异常者，包括特异体质的人），以区别于一般人群。例如，遗传性乙酰化反应缺失的结核病患者在服用抗结核药异烟肼后，其周围神经疾病的发生率明显增高。

过敏体质是指在先天遗传基础上形成的一种特异体质，在外界因素的作用下生理机能和自我调适能力低下，反应性增强，其敏感倾向表现为对不同过敏原的亲和性，以及反应性呈现个体体质的差异性和家族聚集的倾向性。过敏体质与过敏症关系密切，而且具有过敏体质的易过敏患者通常同时患有两种或两种以上的过敏症。

特异体质和过敏体质的人群外在表现与常人无异，因此很难识别。

3. 关于酸碱体质

不知从何时起，人体有了酸性体质和碱性体质之分，还认为体质的酸化是百病之源，很多常见疾病甚至癌症都是由于吃多了"酸性食物"导致体内酸度偏高引起的，而碱性体质更有益于健康。真的是这样吗？回答是否定的。

人体酸碱度是指体液（如血液、唾液、汗液、尿液）的酸碱性强弱程度。不同的体液各有各的酸碱度，且差别很大。单纯以某一种体液在某一时刻的酸碱度来衡量所谓体质的酸碱性是不科学的。此外，在正常生理状态下，人体酸碱失衡的情况不容易发生。以人体血液为例，当它的酸性或碱性短暂增强，呼吸系统会在几分钟之内反应，加速或减缓排出二氧化碳（酸性），并在几分钟之内把酸碱度调回正常值。因此，正常人体内的酸碱度一般都会维持平衡的状态。

研究表明，人体酸度高并不是引发疾病的因素，酸性体质是健康的"杀手"毫无科学依据。其实，并不是酸度高会影响身体健康，而是因为身体患有某种慢性病或服用某种药物导致身体酸度偏高。总之，只有酸碱度达到一个平衡值的身体才是健康的。

另外，食物的酸碱度与人体的酸碱度是两个完全不同的概念。人体有自稳功能，仅靠饮食（包括碱性食品或碱性水）等外界因素不会明显改变人体酸碱度。

（四十八）牛奶过敏与乳糖不耐受

不少人将牛奶过敏与乳糖不耐受混为一谈，但它们是完全不同的。牛奶过敏主要是人体免疫系统对于牛奶中的蛋白质的超正常反应，从而导致一系列过敏症状；而乳糖不耐受是针对牛奶中的乳糖，部分人群对乳糖不消化而导致一系列症状。但这两者有一个共同点，那就是引发症状的源头都是牛奶。

1. 关于牛奶过敏

牛奶过敏常常发生在一部分具有过敏体质的人身上。具有这种体质的人第一次喝牛奶时牛奶蛋白作为过敏原会进入消化道，消化道 B 细胞受到刺激转变为浆细胞并释放抗体 IgE，这些抗体就会覆盖在消化道黏膜上的肥大细胞的表面，使机体处于对该过敏原的致敏状态。如果人体再次接触到牛奶蛋白，肥大细胞膜上的这些抗体就会识别并与这些牛奶蛋白绑定，从而刺激肥大细胞释放过敏介质（如组胺和白三烯），引起局部或全身过敏反应。

小儿相对还没有发育完全，分泌的酶也不够，且肠道的酸碱度较高，对消化蛋白质不利，从而导致更多的蛋白质没有被充分消化，所以，小儿相对于成人更容易发生牛奶过敏。对于这部分小儿可用深度水解蛋白做的婴儿配方奶粉，只不过这种奶粉口味差些。

2. 关于乳糖不耐受

牛奶中的碳水化合物（也就是糖类）包括乳糖、半乳糖和葡萄糖等，最主要的是乳糖。

乳糖不耐受，又称乳糖消化不良，主要原因是消化系统内缺乏水解乳糖所必需的乳糖酶。如果缺少这种酶，摄入一定量乳糖后就会发生腹胀和腹泻等不良反应。

婴幼儿乳糖不耐受非常少见，而成人很常见。成人乳糖不耐受与遗传因素密切相关，在不同族群中差异也很大，亚洲人乳糖不耐受远高于西方。

注意：食物不耐受不是食物过敏，因为它不累及免疫系统。

（四十九）免疫力认知误区

1. 生病就是免疫力低下导致的？

不全是。实践证明，免疫力过高或过低均会对人体健康造成危害，甚至直接导致某些疾病的发生。但生病的原因多种多样，生病和免疫力低下之间并不存在绝对的因果关系。

2. 煲汤可大补免疫力？

多喝汤、多吃肉、多喝果汁等饮食方式未必能帮助人们增强免疫力，过量或不当食用甚至可能引起健康问题。

3. 是否一定要服用药物提升免疫力？

的确有少数药物可帮助免疫功能低下的患者提升免疫力，但不建议常规使用药物来改善免疫力。要慎用药物，如果一定要用，需在医生指导下使用，也要当心保健食品和膳食补充剂的副作用。

4. 可不可以让宝宝生点小病？

最近有研究指出，不常感冒的成人是因为儿童时期经常感冒，对各类感冒病毒已经产生免疫力，因此长大后受病毒感染时，体内记得病毒，就会迅速发动免疫攻击力量将病毒清除。如果儿童时期在温室般的环境中成长，没有机会受感冒病毒感染，长大后反而对感冒病毒没有抵抗能力，变得较容易感冒。

现实中天气一冷，妈妈怕宝宝着凉，就不让宝宝出门。这样一来，宝宝的呼吸道长期得不到外界空气的刺激，更容易感染疾病。其实，让孩子适度接触些细菌反而对免疫系统的发育有利。对于一些小毛病，只需要认真对待和密切观察，家长可不必过度惊慌。

5. 家里越干净越不容易生病？

人体的免疫系统能对各种病原体形成免疫记忆，万一再次遇上可很快将其消灭。如果家里太干净，就没有机会通过感染产生免疫力，并可能导致过敏和免疫失调。所以，不是不接触细菌，而是控制细菌的浓度。家中要保持空气清新，而不是无菌。

（五十）免疫缺陷病

免疫缺陷病是由于免疫系统发育缺陷或免疫反应障碍致使人体免疫功能低下或缺失而导致反复或严重感染甚至癌症的一种疾病，临床上表现为多系统受累和症状的多样性。

免疫缺陷病按其发生的原因可分为先天原发性免疫缺陷病和后天继发性免疫缺陷病两大类。前者与遗传有关，主要见于婴儿和儿童（特别注意，有免疫缺陷的儿童不能接种活疫苗，否则会带来严重的后果）；后者是继发于某些疾病或医源性导致的免疫功能低下。

后天继发性免疫缺陷病常见的情形包括以下两种。

1. 继发于某些疾病的情形

①感染。许多病毒、细菌、真菌或寄生虫感染常可引起机体免疫功能低下。例如，艾滋病患者因体内辅助性 T 细胞受损而表现为免疫功能低下，造成一系列机会性感染和癌症发生，故艾滋病又称为获得性免疫缺陷综合征（AIDS）。

②癌症。患癌症，尤其是淋巴组织的癌症患者常可进行性抑制自身的免疫功能，在广泛转移的癌症患者中常出现明显的免疫功能低下。

③营养障碍。蛋白质丧失、消耗过量或合成不足时均可导致免疫球蛋白减少，体液免疫功能减弱。

2. 医源性导致的情形

①长期使用药物。大剂量糖皮质激素可导致免疫功能全面抑制。癌症化疗时使用的细胞毒性药物等免疫抑制剂长期使用会抑制免疫功能，某些抗菌药（如氯霉素）可抑制免疫系统。这些药物均有可能导致免疫缺陷病。

②放射线损伤。大多数免疫细胞对放射线十分敏感。癌症放疗可造成永久性免疫缺陷。

对于免疫缺陷病的医学干预需采用保护性隔离或使用抗微生物药来应对感染，慎用免疫抑制药物，并依据免疫缺陷类型给予免疫制剂进行替代治疗或行移植手术进行免疫重建等，而基因治疗对于某些先天原发性免疫缺陷病很有效。

（五十一）群体免疫

群体免疫是相对于个体免疫而言的，也称社区免疫，是指当病原体传入人类这一群体时，大部分个体因接种疫苗而获得免疫力，也使其他对该病原体没有免疫力的个体不被传染而受到保护。因此，在一个群体中，只要达到相当比例的人群具有免疫力，那么要暴发大规模的流行近乎不可能。

病毒等病原体面对群体免疫作出的最有效改变为抗原漂移（指由基因组发生突变导致抗原的小幅度变异，但不产生新的亚型，属于量变，没有质的变化，多引起病毒的中小规模流行）。其中，DNA 病毒发生基因突变的概率较低，所以人类开发的疫苗容易持久有效，于是天花灭绝了，乙肝也受到大大控制。而 RNA 病毒发生变异的概率就高得多，所以季节性流感理论上只要有 30% 的人有了免疫力，病毒就难以在人群中传播下去，但该病毒善变，能快速发生抗原漂移，于是流感一直都会发生。这也是新冠病毒很难对付的原因。

应用群体免疫制服流行病的成功案例包括历史上被人类消灭的烈性传染病——天花。但在一个新病毒出现时，仅靠少数天然有免疫力的人，不可能像大量接种过疫苗获得免疫力的人那样堵住病毒在人群中的传播，即不可能实现群体免疫。所以，对付新冠大流行，为了获得群体免疫，唯一有效的方法就是大规模接种新冠疫苗。我们正在这样做，而且在不久的将来我们也一定能实现群体免疫。

（五十二）肿瘤、癌、癌症

肿瘤指异常赘生物或肿块。肿瘤可以是癌性的，称为恶性肿瘤；也可以是非癌性的，称为良性肿瘤。良性肿瘤不侵袭邻近组织，也不会通过血流或淋巴系统扩散至远处部位（称为转移）；而恶性肿瘤的癌细胞则侵袭邻近组织，并扩散至身体其他部位。

恶性肿瘤又可分为癌和肉瘤。癌是内衬皮肤、肺、消化道和内脏的细胞的癌症，如皮肤癌、肺癌、结直肠癌、乳腺癌和前列腺癌等。肉瘤是中胚层细胞的癌症。中胚层细胞通常形成肌肉、血管、骨和结缔组织，但如果癌变即成为肉瘤，如平滑肌肉瘤和骨肉瘤等。

良性肿瘤不是癌症，也没有良性癌症的说法。

（五十三）癌症分类

在过去的一百多年，癌症分类方式共出现过 4 次革命性升级，分类方式不断升级的目的是对患者进行更好的个体化治疗。所以，了解癌症分类方式有助于更好地与医生交流，以选择最适合的治疗方案。

1. 癌症分类 1.0 版（按部位）

按照发病部位或癌症组织来源来分类，如肺癌等。

2. 癌症分类 2.0 版（按部位和病理）

增加临床特征，尤其是显微镜下的癌细胞特征（临床病理），如非小细胞肺癌等。

3. 癌症分类 3.0 版（按部位和病理和基因）

增加基因分型，如表皮生长因子受体（EGFR）基因突变的非小细胞肺癌等。

4. 癌症分类 4.0 版（按部位和病理和基因和免疫）

增加免疫特性，呼之欲出。

随着分类方式的进步，大众与医生的对话也在发生变化：

1.0 时代：肺癌应该如何治？

2.0 时代：三期非小细胞肺癌应该如何治？

3.0 时代：EGFR 基因 19 号外显子突变的三期非小细胞肺癌应该如何治？

4.0 时代：PD-L1 阳性、NK 阳性、调节性 T 细胞数量高、EGFR 基因 19 号外显子突变的三期非小细胞肺癌应该如何治？

（五十四） IL-2 的过去、现在和未来

IL-2 是体内调节免疫功能非常重要的细胞因子，在身体出现异常（如被感染）时，IL-2 会由多种细胞释放，激活免疫细胞来清除垃圾。

很早就有研究发现，大剂量注射 IL-2 有抗癌效果，因为它不仅能激活免疫细胞，还能直接杀伤癌细胞。因此，从 20 世纪 90 年代开始，大剂量 IL-2 就作为一种免疫治疗手段，被批准用于治疗晚期肾癌和黑色素瘤。但批准上市后，真正愿意使用大剂量 IL-2 疗法的医生非常少，因为该方法除了只对 10%~20% 的患者有效，即有效率不高外，毒性太强。所以，虽然明知大剂量 IL-2 对一些患者有效，甚至能治愈，但除非医生很有经验，不到万不得已，愿意用的医生非常少。不是不想用，而是不敢用。

如何降低大剂量 IL-2 疗法的毒副作用？最简单的方法是少用些。但 IL-2 是一朵奇葩，低剂量 IL-2 的效果与高剂量完全相反。少用 IL-2 不仅没有抗癌效果，还可能促进癌细胞生长。原因很复杂，主要是不同剂量的 IL-2 能作用于不同类型的免疫细胞。

由于低剂量的 IL-2 能抑制免疫系统，那么用于免疫系统过于活跃的自身免疫病是否有效？最近有报道，低剂量的 IL-2 用于治疗系统性红斑

狼疮的临床研究结果令人鼓舞。

另外，为了降低其毒副作用，连续多次直接将 IL-2 注射到黑色素瘤体内的局部定向给药方式也正在进行临床评价。IL-2 还有望用于病毒感染和免疫缺陷病等的治疗。

（五十五）干扰素的前世今生

像青霉素一样，干扰素的发现也充满了神奇和偶然色彩。

20 世纪 50 年代之前，由病毒引起的传染病大流行严重影响人类的健康。1957 年，英国学者在进行流感病毒试验时发现，鸡胚中注射灭活的流感病毒后其细胞膜上生成一种物质，这种物质具有"干扰"流感病毒感染的作用，这就是我们所说的干扰素。

以后又开展了干扰素的提纯与分离、活化机制和生物活性等一系列研究，尤其是对干扰素抗病毒作用机制的探索又经历一个喜剧而漫长的过程。1966—1971 年，发现干扰素对病毒的抑制作用源于其干扰病毒 mRNA 的功能，从而影响蛋白质合成。

20 世纪 60 年代，一个纯属偶然的机会，一位学者开始聚焦于干扰素与人体免疫系统关系的相关研究，并发现干扰素在机体免疫系统对抗病毒感染中起十分重要的调节作用，为干扰素抗病毒的双重作用机制（即直接抗病毒和通过免疫调节抗病毒）奠定了基础。

到了 20 世纪 70 年代后期，科学家们实现了通过人类白细胞进行干扰素量化生产，为其从实验室走向临床应用开辟了道路。但干扰素在血液中的含量实在是太少了，因而这种生产方式制备的干扰素产量极低，价格昂贵，是名副其实的"贵族药"，无法得到普及和推广。直到 20 世纪 80 年代初，通过基因工程的方法工业化生产干扰素取得成功，这是科学家们的又一杰作。

1988 年，干扰素被批准用于治疗尖锐湿疣；1991 年，被批准用于治疗丙肝；1992 年，被批准用于治疗乙肝，干扰素抗病毒临床治疗从此拉开了序幕。后来又发现干扰素能抑制癌细胞生长，故被批准用于治疗多种癌症。

（五十六）饮食与癌症

吃是一把双刃剑——吃对了身体健康，吃错了埋下健康隐患，甚至成为滋生癌症的温床。下面介绍几种与癌症发生密切相关的饮食误区。

1. 烫食——食管癌等

进食过烫食物会增加食管癌等的发生概率，"趁热吃"的说法和做法并不科学。

2. 腌制食品——胃癌等

腌制食物所含的亚硝酸盐等易致胃癌等。

3. 霉变食品——肝癌等

黄曲霉素与肝癌等的发生相关已得到证实，故食物发霉变质后一定要扔掉。

4. 加工肉制品——结直肠癌等

WHO 将加工肉制品归为一类致癌物。

5. 烧烤类食物——消化道癌和乳腺癌等

明火烤出来的一块鸡翅或一根羊肉串至少含 400 种致癌物，所以要少吃。

6. 高脂高热食物——乳腺癌、结直肠癌和胰腺癌等

据调查，脂肪（尤其是动物脂肪）和热量的摄入量与多种癌症的发生率成正比。

不过，本部分绝不是给大众添堵。人人都有追求美食的权利，美食无法拒绝，偶尔放纵一下也不要紧，只要适度和适量即可，但霉变食物是个例外。

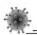

　　另外，有人认为，营养供应越足，癌细胞生长越快，只要不提供营养就可以延缓癌细胞的生长和扩散。这是认知上的误区，因为在正常细胞和癌细胞之间的营养抢夺过程中，正常细胞是处于劣势的，采用饥饿疗法会使癌症患者缺乏身体所需营养，反而不利于癌症的治疗和康复。因此，癌症患者必须要有充足的营养。

参考文献

1. 曹雪涛. 医学免疫学［M］. 2 版. 北京：人民卫生出版社，2021.

2. KASPER D L, FAUCI A S, HAUSER S L, et al. 哈里森内科学——免疫与风湿性疾病分册［M］. 栗占国，苏茵，郭建萍，译. 19 版. 北京：北京大学医学出版社，2020.

3. KASPER D L, FAUCI A S, HAUSER S L, et al. 哈里森内科学——内科学概论与症状体征分册［M］. 陈红，译. 19 版. 北京：北京大学医学出版社，2020.

4. KASPER D L, FAUCI A S, HAUSER S L, et al. 哈里森内科学——肿瘤疾病分册［M］. 季加孚，译. 19 版. 北京：北京大学医学出版社，2017.

5. HARDMAN J G, LIMBIRD L E. 古德曼·吉尔曼治疗学的药理学基础［M］. 金有豫，李大魁，译. 12 版. 北京：人民卫生出版社，2016.

6. 胥彬. 肿瘤药理学新论［M］. 北京：人民卫生出版社，2004.

7. 魏伟. 抗炎免疫药理学［M］. 北京：人民卫生出版社，2005.

8. 王兴旺，卞家驹. 入世对我国新药筛选工作的影响及其对策［J］. 中国药科大学学报，2002，33（5）：451-454.

9. 王兴旺，胥彬. 抗肿瘤药的几个新靶点［J］. 中国药理学报，1997，18（4）：289-292.

10. 王兴旺，胥彬. 抗癌药物筛选模型与筛选方法的研究［J］. 中国医药工业杂志，1997，28（1）：39-43.

11. 王兴旺，胥彬. 针对甲胎蛋白异常研究抗肝癌物质［J］. 中华肿瘤杂志，1998，20（2）：158-159.

12. 王兴旺，谢弘. 应进一步加强甲胎蛋白的研究［J］. 中华医学杂志，1998，78（10）：723-724.

13. 王兴旺，谢弘. 甲胎蛋白与肝癌的生物治疗［J］. 中国肿瘤生物治疗杂志，1998，5（4）：235-236.

14. 王兴旺，陈敏珠，徐叔云. 白芍总甙对 T 淋巴细胞亚群的作用［J］. 中国药理学通报，1992，8（5）：340-345.

15. 王兴旺，陈敏珠，徐叔云. 环磷酰胺的免疫药理作用［J］. 中国病理生理杂志，1991，7（6）：664-666.

16. 王兴旺，谢弘. 甲胎蛋白在体外促进人肝癌细胞生长［J］. 生命科学（美国），1998，64（1）：17-23.

17. 王兴旺，胥彬. L-4-氧代赖氨酸的免疫刺激活性拮抗甲胎蛋白诱导的免疫抑制［J］. 欧洲药理学杂志，1998，351（1）：105-111.

18. 王兴旺，袁金辉，张如刚，等. 甲胎蛋白反义核酸的抗肝癌活性［J］. 世界胃肠杂志，2001，7（3）：345-351.

19. 王兴旺，张如刚，谢弘. 甲胎蛋白反义核酸和5-氟尿嘧啶对人肝癌细胞生长的协同抑制效应［J］. 中华医学杂志，1999，112（8）：743-746.

20. 王兴旺，胥彬. 甲胎蛋白的促肿瘤生长活性［J］. 国际癌症杂志，1998，75（4）：596-599.